空中瑜伽教程

塑造形体、矫正体态
缓解疼痛的训练方案

郭若曦 —— 著

U0196335

人民邮电出版社

北京

图书在版编目（CIP）数据

空中瑜伽教程：塑造形体、矫正体态、缓解疼痛的
训练方案 / 郭若曦著. -- 北京：人民邮电出版社，
2019.1（2022.8重印）
　ISBN 978-7-115-49654-6

　Ⅰ. ①空… Ⅱ. ①郭… Ⅲ. ①瑜伽－教材 Ⅳ.
①R793.51

中国版本图书馆CIP数据核字(2018)第236820号

免责声明

内 容 提 要

本书是美国瑜伽联盟注册瑜伽培训导师、瑜伽乐园YOGALAND教学总监郭若曦多年教学研究的结晶，书中通过322张高清实拍图片，细致地讲解了72个空中瑜伽练习体式，每个体式都配有动作步骤讲解、注意事项、小贴士、功效等内容，帮读者更加安全、有效地练习，达到瘦身塑形、改善身体健康状况、调节身体机能的目的。本书还将解剖学、生理学基础知识，融入体式的讲解，并提供了训练前后的营养建议，是一本适合普通瑜伽爱好者及专业瑜伽教练阅读的空中瑜伽指南。

◆ 著　　　　郭若曦
　　责任编辑　裴　倩
　　责任印制　周昇亮
◆ 人民邮电出版社出版发行　　北京市丰台区成寿寺路 11 号
　　邮编　100164　电子邮件　315@ptpress.com.cn
　　网址　http://www.ptpress.com.cn
　　北京宝隆世纪印刷有限公司印刷
◆ 开本：889×1194　1/20
　　印张：9.4　　　　　　　　2019 年 1 月第 1 版
　　字数：274 千字　　　　　2022 年 8 月北京第 7 次印刷

定价：99.00 元
读者服务热线：(010)81055296　印装质量热线：(010)81055316
反盗版热线：(010)81055315
广告经营许可证：京东市监广登字 20170147 号

谨以此书献给一路上曾给予我帮助与支持的人，特别是朱媛媛老师。在她的身体里流淌着一条美丽的河流，那是她通过肢体语言所表达出的生命之河。在空中瑜伽里，她用她的情感、她的热爱歌颂着生命的美好。

专家力荐

这本书将为你展现出一个空中瑜伽的世界，帮助你改善身材、缓解疼痛、梳理情绪。

张喆　微博体育高级运营总监

《空中瑜伽教程》为我以及像我一样的瑜伽爱好者展示了一个更优雅的瑜伽世界。它弥补了传统瑜伽练习中对身形塑造的局限性，为需要减脂塑形的女性提供了更科学、专业的指导。如果你是一位想要快速并且科学塑形的爱美女性，可以跟着 Rosie 的这本书一起学习，这是她教学实践的总结和自我塑造最真实的反馈。

赵君潇　"暖暖妈爱分享"创始人及 CEO、IBM 全球业务服务部高级战略咨询顾问

作为一位专业的空中瑜伽教练，Rosie 在书中将空中瑜伽展示得非常优美。通过这些体式的练习，读者可以尽情地在空中舒展身体，并体会到普通瑜伽没有的乐趣和享受。这本书通过科学的讲解、配图和分析，让更多的人走进空中瑜伽的世界，让初学者知道，其实它并没有你想象的那么难。

印淑慧　国家级运动健将、IFBB 精英职业卡资格赛比基尼小姐亚军

空中瑜伽是一门优雅的艺术性身体练习。在《空中瑜伽教程》中，作者详细地介绍了空中瑜伽的基础知识，制订了有针对性的动作序列和训练计划，并作为模特亲自示范标准动作，相信每一位读者都会被空中瑜伽的优雅所吸引，塑造出更加健康、紧致和柔软的身体。

王雄　国家体育总局训练局体能训练中心负责人

瑜伽不仅是一种健身方式，更是一种修身养性的方法。练习空中瑜伽，让我找到了身体的更多可能，推脱掉年龄带来的借口和负累，更科学地认识自我，更好地审视生活。对于我来说，《空中瑜伽教程》是一本不容错过的好书。

宋昱欣　中国美臀女神、微博最具影响力运动红人

本书从瑜伽爱好者的角度出发，通过理论与实践的结合，科学、严谨地设计了适合瑜伽爱好者的空中瑜伽动作和练习计划，让每一位瑜伽爱好者都能更加安全有效地借助空中瑜伽吊床来改善身材、缓解疼痛、梳理情绪。本书的讲解精确到了每一个动作和细节，对瑜伽老师的教学也很有帮助，强烈推荐给大家！

宋文渊　"瑜伽的事"微信公众号创办人、梵享瑜伽文化传播有限公司总经理

从易到难，《空中瑜伽教程》可以将你带入瑜伽的空中世界并且寻找到无限的空中乐趣与挑战。无论你是普通瑜伽爱好者还是一位专业的瑜伽教练，都能从此书中受益。关注你的身心，让 Rosie 带你在瑜伽的空中世界里翱翔。

是月也　BARRE 形体训练导师、闪灵形体训练中心创始人

Rosie 的瑜伽课是我非常喜欢的。她对空中瑜伽充满热爱，对每一位练习者都充满热情，并且能根据练习者的不同水平因材施教。她的这本《空中瑜伽教程》对于每一个空中瑜伽爱好者都是很好的参考。

孙静　"小小包麻麻"创始人

近年来，越来越多的人选择通过瑜伽来健身。关于瑜伽的书我看过不少，但是关于空中瑜伽的这是第一本。《空中瑜伽教程》不仅图文并茂地展示了近百个空中瑜伽体式，而且提供了多种缓解疼痛、改善体形的序列，是一本极为实用的空中瑜伽指南。

李哲　广州医科大学教授、"李哲教你学解剖"创始人

瑜伽原本是在地面上完成的，现在看来空中瑜伽更具有展现力和美感，因为空中练习力点的不同弥补了地面瑜伽的许多不足。时下，空中瑜伽已然自成体系，成为了瑜伽家族中的一个分支。希望 Rosie 能在各位朋友的支持和帮助下将空中瑜伽这门新兴的运动方式从理论、实践、器材、动作分类和竞赛规则等方面做全做精，将这一新兴事物发扬光大。

刘绍东　国际级健美裁判、国际级健美教练员、中国国家健美健身队教练员

空中瑜伽属于自然疗法。本书将不同职业人群关注的各种困扰进行了深入浅出的分析，在书中科学的指导下来练习空中瑜伽，有助于纠正因久坐产生的各种身体不适，如头晕、腰痛等，使身体器官和肌肉功能得以恢复，让身体得到更好的放松。

李根勤　中国健美百年风云人物、连续七届全国健美冠军

现代人对健康的关注度越来越高，很多女性都喜欢练习瑜伽。这本书向我们展示了一个新的瑜伽世界，书中体式讲解详细，对练习中需要注意的关键和细节都做了全面的分析和提示，让每位练习者能细致地完成动作，达到瘦身塑形、改善身体健康状况、调节身体机能的目的。

侯菊香　国家一级健美裁判、国家健美健身队现役运动员

序

我跟若曦老师认识很长时间，并且是非常好的朋友。听闻她要写一本空中瑜伽的书，我是全力支持的。

没有想到三个月之后，她就发给我电子版，让我审阅。我非常惊讶，由于自己的工作比较忙，因此在审阅的时候耽误了一点时间，如今终于看完了整本书。当我翻开这本书的时候，感受到的是一种非常淳朴的气息，这种淳朴是一种安静，是一种善意，是一种让人感受到生活美的艺术。

书中的文字描述非常严谨，也非常具有亲和力，这对大多数初学者是非常重要的。因为对一个初学者来说，最重要的就是她所面对的知识媒介，这个媒介可能会影响到她对一门学科的认知水平。

我从事功能康复解剖学教学多年，对于空中瑜伽也有一定的了解，但还谈不上特别专业。这本书是一本让我有兴趣读下去的书，并不是因为若曦是我的朋友才会这样做。

若曦非常努力，在她的身上你可以感受到什么是真正努力的人，一个真正想把美好带给别人的人。

看完这本书后，书中的这种淳朴气息令我久久不能忘却。它就像是一本丰富多彩的画报，一片可以肆意翱翔的天空。

它真的在感染着我，也希望大家都能够去感受书中的这种气息。

广州医科大学教授、"李哲教你学解剖"创始人

目录

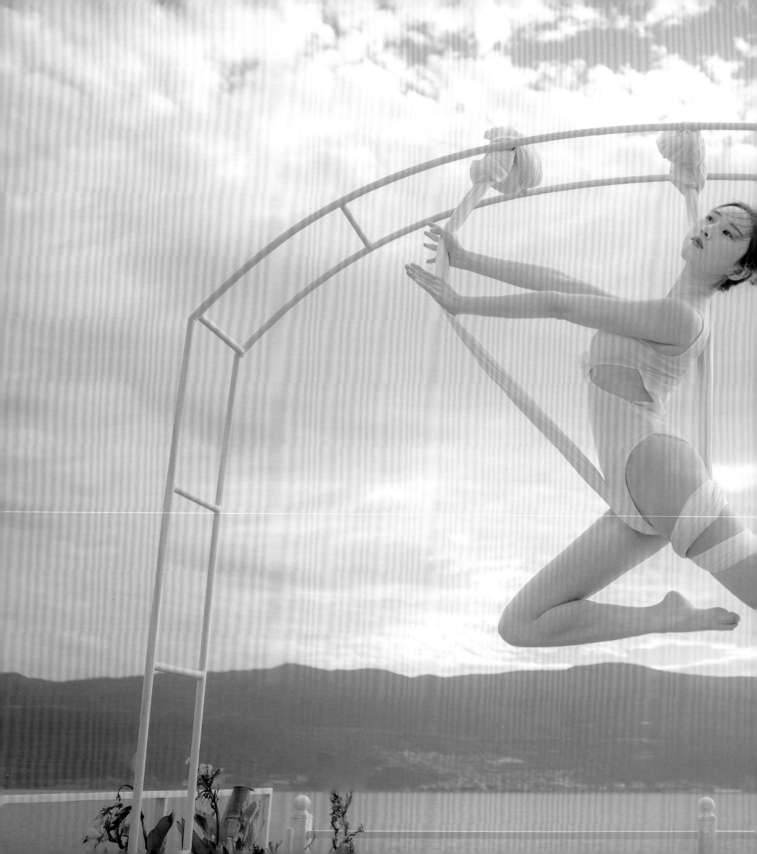

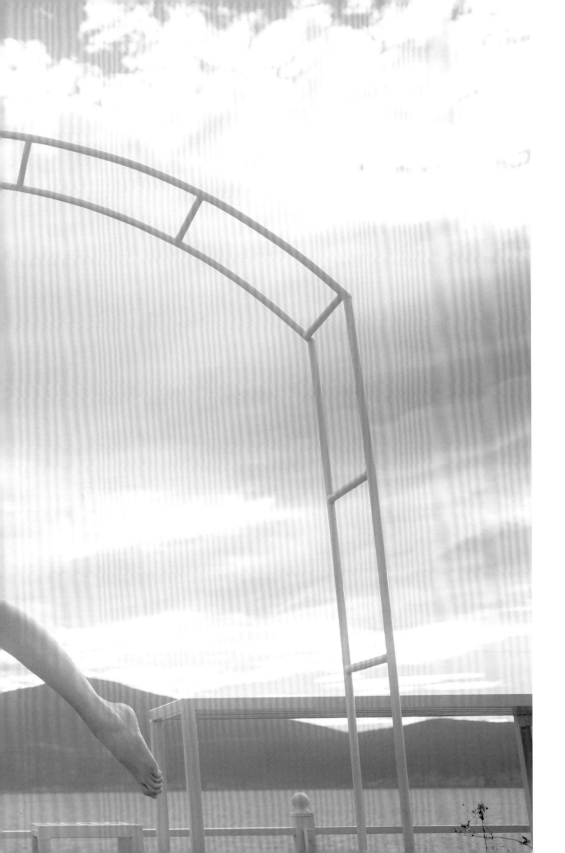

01

为什么要选择空中瑜伽

如果将身体比作机器，那么习练瑜伽能帮助我们保养和修复这台机器，最终每一个身体都会变成一座活着的庙宇。

在空中瑜伽里，一旦超越身体与头脑的局限去体验自己，便不会有"恐惧"这样的东西存在。

关于空中瑜伽

瑜伽的本意是连接，即通过有觉知、有控制的习练，将身心和意识融为一个整体。因此，习练瑜伽是用内在的眼睛去观察自己，当我们建立起足够的内观，便可以脱离因外物给予的满足所带来的喜悦，而产生源于内在的、自发的喜悦。

可何为觉知呢？很多瑜伽师都倡导在瑜伽的习练中应抛开过多的调整与束缚，遵循身体自然自主的改变。就像我们在做手臂上举这个动作时，当念头在脑海中出现，手臂与肩膀开始自然地协调发力，各个部位都处于辅助准备中，每个部位各司其职，让手臂高举头顶，吸气时胸腔扩张自然上提，呼气时肩胛收缩沉肩，同时降肋。在这整个过程中，大家一定要注意理解的是，"每个部位各司其职"这句话，因为我们的身体本就是自我的疗愈师，我们的身体比我们想象得要聪明，但长久不正确的发力习惯以及过多向外探寻的内心，使我们对身体和内心的捕捉力变得迟钝，这导致觉知力的下降。因此，运用解剖学和运动科学的理论去观察瑜伽。这就好像在用一双来自外面的眼睛观察瑜伽，这不是看向外，而是帮助我们更好地看向内。解剖学的理论对于未开悟的我们就像是一条捷径，可以帮助瑜伽练习者更好地拥有觉知。实际上，掌握好解剖学的理论能够帮助练习者更好地规避歧途。我们需

要用头脑活跃的能量及知识体系，来激活迟钝的身体。

瑜伽，是一个充满智慧的实践方式，也让我们更加尊重身体的先天智慧，与身体在同一时刻的行为保持一致。任何人都适合做瑜伽，无论什么身材、年龄、能力、健康水平。瑜伽从很大程度上讲，算不上一个名词，更多的是一个动词——"去做瑜伽"，在实践中探索统一。

瑜伽通过在肌肉和骨骼中创造更多的空间来进行。我们都知道瑜伽的练习讲求对抗，当我们向一个方向用力的时候，需要启动与之相对应的对抗力，通过每组对抗力使身体收紧，让肌肉拥抱骨骼。在我们看来，这就好像控制无限伸向一处的欲望，我们需要建立起与之对等的觉知，才终不会被欲望所驾驭。这样，身体的自我调整才能真正起动，运用于我们的体式甚至是日常生活中。如果将身体比作机器，那么习练瑜伽能帮助我们保养和修复这台机器，最终每一个身体都会变成一座活着的庙宇。

不改变错误的发力方式，无论做什么运动都不能真正改变体态，就像没有人可以用一个相同的自己去换一个不同的人生。正确的发力方式能够给予我们身体更多的控制力，唯有外在得到控制，才能够真正进入心灵的平静；同样，内心安稳，方能使外在的身体得到更深层的舒展。

空中瑜伽在悬吊工具的辅助下，支撑身体部分甚至全部的重量完成瑜伽体式，是在传统瑜伽基础上的进一步发展与革新。

空中瑜伽的练习不仅包含地面瑜伽的体式，而且包含需要借助悬吊工具完成的体式，能够拥有更多的力量与柔韧的体验。

空中瑜伽不同于空中舞蹈或杂技。在空中瑜伽中，我们将吊床作为悬吊辅助的工具。本书将会对每一个体式的生理解剖原理进行详细的分析、讲解，无论你之前是否接触过空中瑜伽，都可以通过阅读了解身体各部位肌肉的工作状态，关节的旋、转、屈、伸等对应变化，以及吊床、重力与人体之间的有效连接。阅读完本书，你不仅会对空中瑜伽的体式了如指掌，更能熟知其背后的科学依据。

我们将学会如何在吊床的辅助下解决身体常见的因错误的运动模式所引发的各种问题，从头部、肩颈到骨盆、双腿与足弓，从脊柱变形至腿形异常，从失眠至焦虑、抑郁，同时通过空中瑜伽对身体形态进行塑造。很多人抱着减脂塑形的目的进行瑜伽训练，但是单靠传统瑜伽开展的训练对减脂塑形来说具有一定局限性，减脂塑形的效果较慢，且不明显，而通过空中瑜伽进行身体形态的塑造，能够真正满足你对于局部塑形的幻想。

我们将通过吊床去帮助身体康复，真正解决实际问题。

在地面练习中我们将会学习身体正确的发力方式，因为如果不正确掌握发力方式，就会产生太多代偿效应，既达不到训练效果又容易引发损伤，而空中瑜伽最初就是用来解决这个问题的。通过吊床的辅助找到最适合自己的练习方式，并让大脑就记住这种方式，最终形成练习习惯，将这种习惯带入地面练习中。

在空中瑜伽里，我们的潜能将得到激发。我们将通过变换姿势和相应的各种练习在空中瑜伽的世界里探索、移动，并且将我们的练习方式改造成相应的、适合我们的形式。第一次体验空中瑜伽，可能比我们出生后不久在重力场中第一次体验地心引力更加神奇。

空中瑜伽的适应人群

受慢性疾病与慢性疼痛困扰的人群

瑜伽的本质是独一无二的，瑜伽可以满足练习者的各种需求。空中瑜伽更是如此，它可以解决生活中困扰我们的慢性疼痛与常见不适，适合产后人群、腰痛患者、办公室久坐人群、肩颈酸痛人群、脊柱侧弯与驼背人群、头晕头痛与易疲劳的人群进行调理与改善。许多人工作时都喜欢懒散地蜷曲在椅子里，这很容易造成脊柱弯曲。我们经常能看到一些年纪稍长的人，为了站起身来，身体通常会向前折叠，双手放在膝盖上，用力压向他们的大腿，以

很多人抱着减脂塑形的目的进行瑜伽训练，但是单靠传统瑜伽开展的训练对减脂塑形来说具有一定局限性，减脂塑形的效果较慢，且不明显，而通过空中瑜伽进行身体形态的塑造，能够真正满足你对于局部塑形的幻想。

使自己从椅子上站起来。这些不正确的姿势往往是引起腰椎间盘突出的元凶。其实，我们本可以坐得更健康也更舒服。错误的姿势与运动习惯使我们远离更好的自己，而练习空中瑜伽能够帮助你重新遇见那个更好自己。

空中瑜伽属于自然疗法，它可以加速康复、抵消副作用，可以作为现代医学的补充。它不仅可以用于治愈，还可以用于预防疾病，帮助我们建立正确的运动模式，恢复肌肉功能，激活肌肉和器官的功能，使它们和谐地运作。

体态不良、急于塑形，受体形问题困扰的人群

空中瑜伽与地面瑜伽相比，更有利于我们加强深层核心肌群的力量，因为身体在不平衡的状态下，更需要维持身体的稳定，空中瑜伽能够帮助我们的身体加强寻找与记忆重心的能力。在这个过程中，身体也会变得更加紧致，肌肉线条会更加优美，不需要通过任何药物或刻意节食，就可以让身体在心情愉悦、心境平和的状态下塑造完美体形。另外，因为个体的差异，不同人的训练计划应做相应的调整，最适合自己的练习方法才是有效塑形的关键。这本书通过对不同人群体形体态的分析，帮助读者找到适合自己的训练方法，从而改善腿形，进行腰腹形态的雕刻与塑造，纤细双腿、瘦手臂、提升上围，加速

全身的燃脂，同时帮助皮肤焕发光彩，保持年轻态。

抑郁焦虑，压力过大，渴望获得平静与喜悦的人群

面对生活的种种混乱，如果大脑和身体处于无休止的压力之中，疲惫的大脑就会影响整个身体系统，这种持续的紧张就产生了焦虑。当焦虑无法得到释放，便会产生抑郁，导致精神紧张、神经衰弱和许多精神方面的疾病。瑜伽练习对性格有着巨大影响，它能够使人在道德上和精神上强大起来，让练习者变得更加积极与宽容。空中瑜伽通过吊床的辅助，帮助练习者更容易完成让身体处于倒置体位的练习，这样的练习可以为大脑提供新鲜血液，使大脑保持觉醒而又平静的状态，缓和神经，平静大脑，振奋并安抚心灵。同时，练习空中瑜伽能够维持身体的平衡与稳定，提高我们的专注力，让更多的意识从外部世界的嘈杂中抽离，重新回归身体，关注真实的自我，帮助排解不良情绪，从而真正获得宁静与喜悦。

吊床的安装与使用须知

练习空中瑜伽需要借助瑜伽吊床来完成。瑜伽吊床通常是由丝质纤维制成，两端与从室内天花板悬垂而下的菊花绳相连，距地面不到 1 米。吊床打开后形似秋千，闭合时又如豆荚。吊床最大承重可以

超过900千克。因为需要在特定的吊床上完成对身体的牵引、倒置、翻转及跳跃的练习，所以我们需要对瑜伽吊床的安全性给予特别关注。

吊床的安装

空中瑜伽吊床可以安装在室内，也可以在室外，具体应当根据自己的需要和场所条件来决定。吊床的安装类型主要有以下两类。

墙顶安装　把顶盘安装在墙顶或横梁上。如果要打造一间空中瑜伽教室，那么建议房高至少2.8米。如果要把吊床直接安装在墙顶，要注意房间是否有地暖，避免破坏。初学者很容易感受到自身体重却很难控制自己的身体，若吊床与吊床之间间隔太近，则容易碰撞到相邻的练习者或墙壁。所以，两个吊床间的距离以1.5米为宜。如果教室空间有限，可以将两个吊床间的距离缩短至1米，但吊床与周围墙壁的距离必须大于1.5米，这样练习者在摆动时才不会与强壁发生碰撞。最后要注意的是，吊床的两个锚点之间的距离应为40~50厘米，45厘米为最佳。

钢管安装　选择直径80毫米，壁厚5毫米的钢管（铁管、不锈钢管都可以），室内长条钢管长度超过3米的建议在中间加固一下，防止钢管因受重而变形。

吊床的选择与使用

吊床标准配置如下。

2个天花板安装扣+2根1.1米菊花绳+2个锁扣+1套吊床（包括两副三阶手柄）。

吊床长度根据实际的房高来选择。

5米长度的吊床（建议3.2米以内房高使用）。

6米长度的吊床（建议3.7米以内房高使用）。

7米长度的吊床（建议4.2米以内房高使用）。

如果需要进行空中瑜伽V形床的练习，房高3.2米以内的房间可选择7~9米长的吊床。

需要准备人字梯，方便调节吊床高度。条件允许的话建议在空中瑜伽教室的地面铺一层减震防护垫。

每次使用吊床前检查吊床及所有配件是否完好；拉动吊床检查各个配件的连接是否安全。上吊床时禁止佩戴任何饰品，禁止盘发。吊床可以使用肥皂和柔和清洁剂进行清洗、风干。

如何使用这本书

本书可以帮助你更好地进行空中瑜伽的练习，无论你是在家中还是在瑜伽馆进行练习，都可以通过阅读本书找到最适合自己的、安全、有效的训练方法。

本书通过细致的图示和描述，引导练习者掌握每一个体式及其变化，每个体式都提供了动作步骤讲解、注意事项，并介绍了练习该体式的功效。本书提供了用于改善和缓解慢性疼痛与塑造身体形态的功能性序列，并生动地剖析了疼痛的成因，细致地描述了练习的方法，且对每一个产生问题的原因都进行了全面的分析，对每一个体式都进行了详细的逐步指导，同时也包含了一些重要建议，包括如何制订60分钟空中瑜伽课程，高效果模型与串联组合套路推荐。同时配合饮食计划，帮助练习者更好地达到训练效果。本书是一本综合、细致的指南，无论是空中瑜伽爱好者或是瑜伽老师，无论是初学者还是高级练习者，都可以根据这本书编制满足不同需求的体式序列。

本书还包含了解剖学、生理学的基础知识，并将这些内容融入对体式的讲解中。同时，每个体式都有明确的进入和退出步骤，只有对体式有全面的认知，你才能让自己在练习过程中获得身体上的释放，从而感受精神和心灵上的愉悦。在空中瑜伽的练习中，柔软与力量构成柔韧，影响身体平衡，这是超越身体之上的最好的习练。

本书共有6章，第2章至第4章中有近一百个体式，每一个体式都有深入细致的讲解，包括体式的进入、退出、辅助方法、注意事项与体式功效。第5章对人体的慢性疼痛，不良姿态、体态与如何重塑身体的形态进行深度剖析。配合推荐的空中瑜伽体式，能够帮助练习者与瑜伽老师进行更有目的性和针对性的练习，从而达到运动理疗、运动康复的效果。第6章通过高效模型结合空中瑜伽练习的方式，为练习者设计出针对不同需求而进行的一整节（60分钟）空中理疗瑜伽课程，其中包括对圆肩驼背的改善、不良腿形的改善、骨盆不稳定的改善等。根据不同的需求进行练习，配合更科学、高效的训练模型，本书使大家在每一节空中理疗瑜伽课程中都能收获健康与喜悦。教学提示法中收录了一些特殊的提示，包括一些特殊人群在练习前、练习中、练习后需要注意的事项，以及作为一名空中瑜伽教练在引导学员时需要注意的事项与重要的教学法。这些都是我从4年的授课过程中所总结出的宝贵经验。

另外，本书的部分章节还收录了情绪信心和智性调整的瑜伽哲理内容，帮助练习者更好地应对练习空中瑜伽过程中可能产生的不良情绪，例如恐高等。希望这本书的出版可以帮助更多的人获得健康与喜悦。

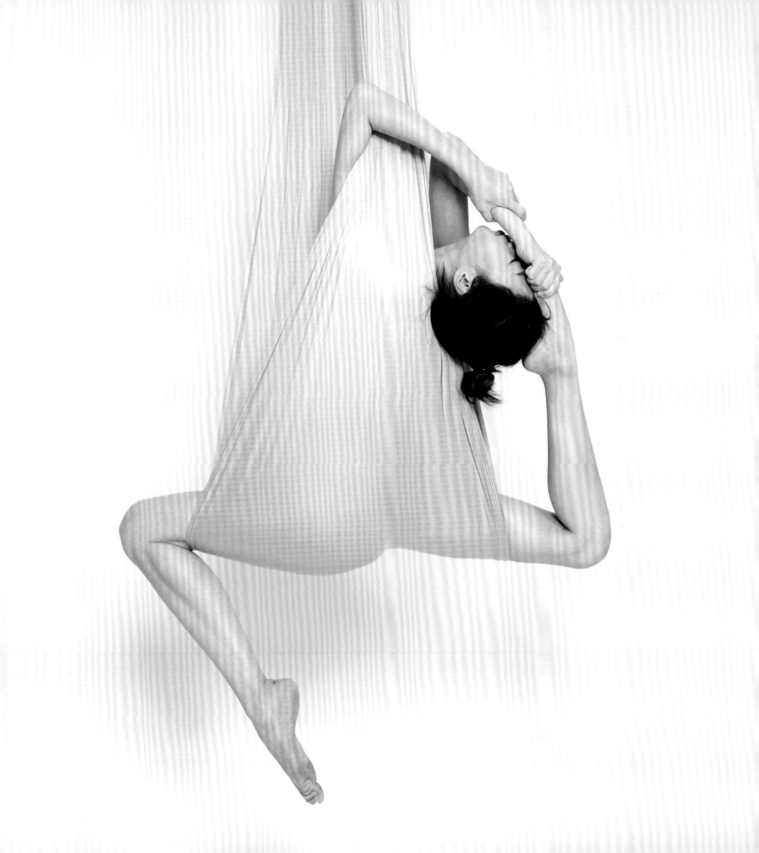

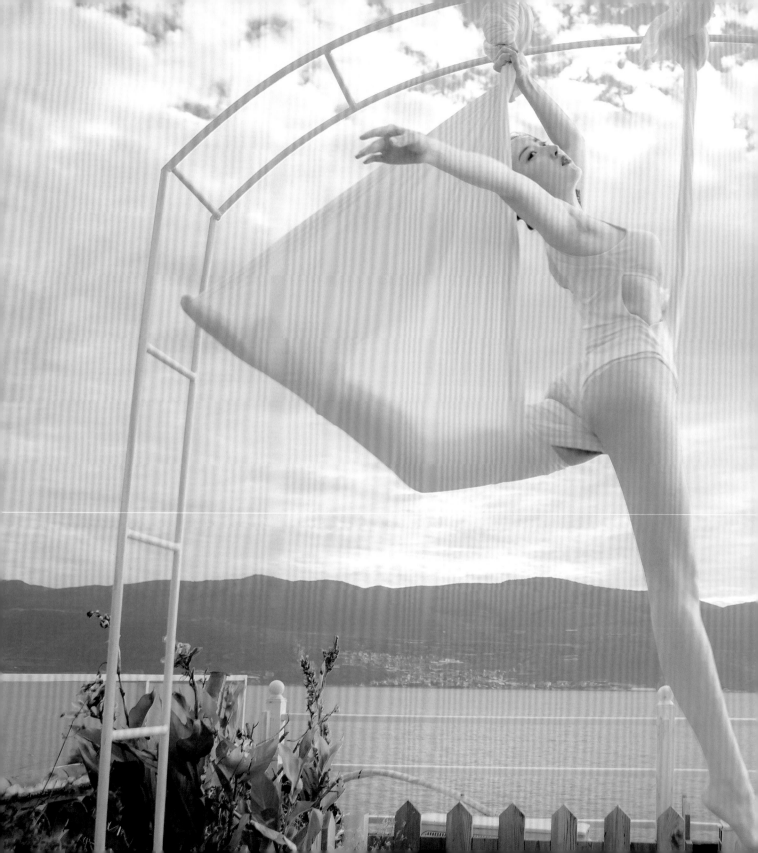

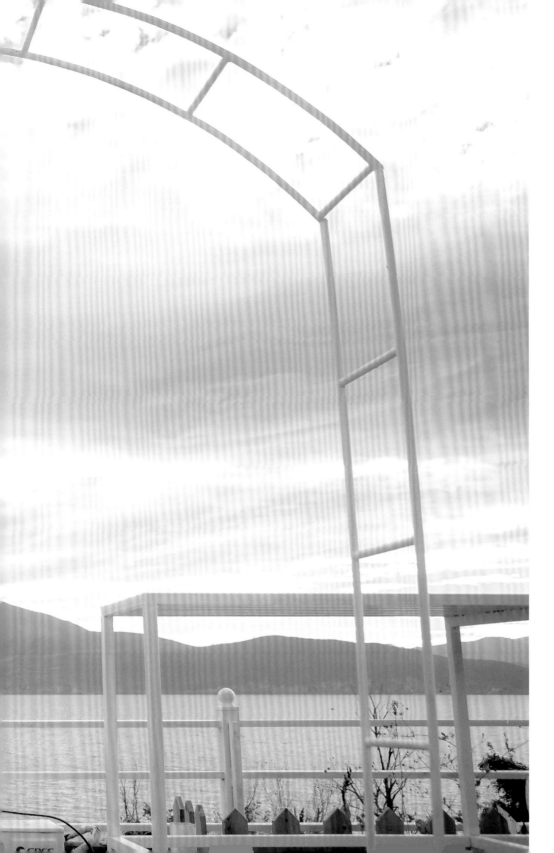

02

如何安全地练习空中瑜伽

练习前的准备

姿势准备

预备站姿

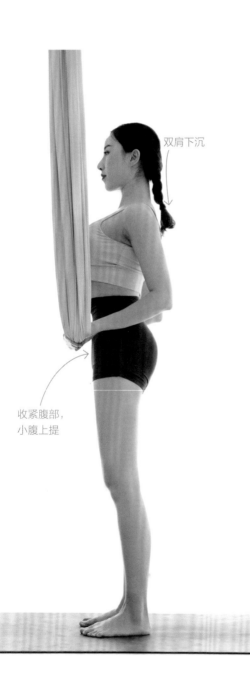

双肩下沉

收紧腹部，
小腹上提

步骤

1. 依据动作的要求，站立于吊床的前侧、后侧或旁侧做准备。
2. 脚趾分开，大脚趾与小脚趾下压地板，其余脚趾可尝试向上抬起。
3. 收紧腹部，小腹上提、胸腔上提，双肩下沉。

⚠ **注意事项**

可以使双脚大脚趾并拢，脚跟略微分开。初学者分开双脚站立，与髋等宽。

🌱 **小技巧**

如何判断双脚分开的距离是否与髋等宽？

将自己的一只手握拳放于双脚内侧，双脚的间距为自己的一拳宽度时即为与髋等宽。

手腕缠绕

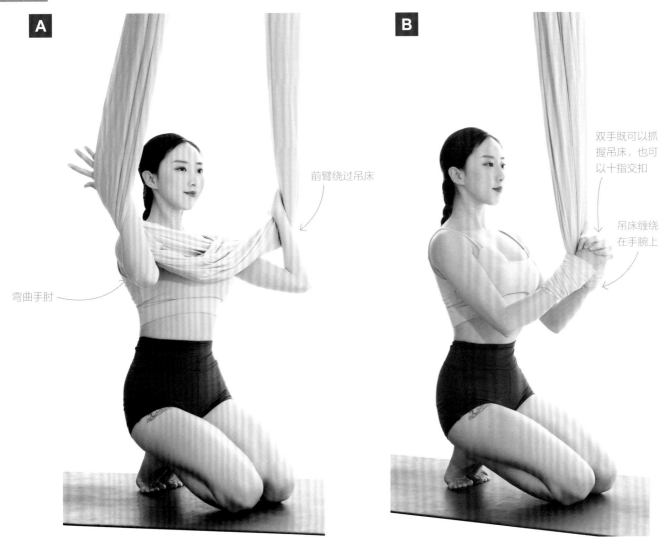

A

前臂绕过吊床

弯曲手肘

B

双手既可以抓
握吊床，也可
以十指交扣

吊床缠绕
在手腕上

步骤

① 站立或跪在吊床后侧，双臂向前平举，弯
曲手肘，前臂绕过吊床。

② 吊床缠绕在手腕上，双手抓握吊床，也可
双手十指交扣。

⚠ 注意事项

双手十指交扣适合初学者，可以帮助减少握力
的运用。在练习一段时间之后握力增加时可改
成双手抓握吊床。

站姿

步骤

① 站立于中垂线后侧，屈右膝抬右腿，右脚足弓踩于吊床上，双手向上抓握吊床。

② 背阔肌与右腿同时发力，站立于吊床上，左脚贴靠吊床。

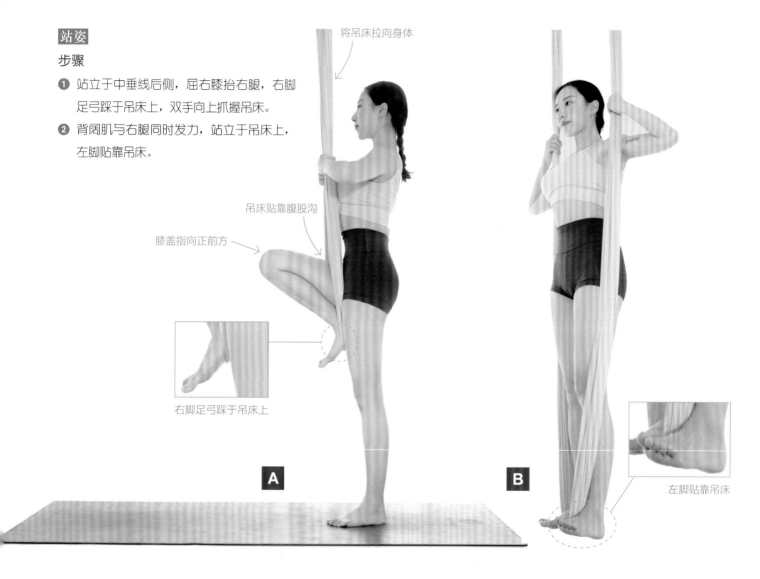

将吊床拉向身体

吊床贴靠腹股沟

膝盖指向正前方

右脚足弓踩于吊床上

左脚贴靠吊床

A

B

⚠ **注意事项**

在完成步骤①时，将吊床拉向身体，并贴靠腹股沟，膝关节指向正前方。

注意上肢、下肢的协调用力，同时保持胸部与背部的稳定。

肩部吊带

步骤

1. 站立或跪立于吊床的后侧，将吊床放于肩胛骨处，避免勒住腋窝。

2. 双脚分开与髋关节同宽，屈膝向下，大小腿呈 90 度角，双臂向两侧平举。

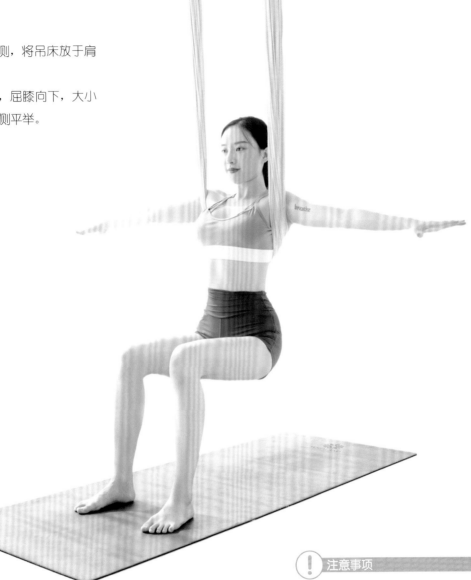

> ! **注意事项**
>
> 在完成步骤 ❷ 时，骨盆稍前倾，收紧腹部，保持腰椎的自然生理弯曲，保持双肩关节下沉，收肋。

骨盆吊带

步骤

① 对折吊床两次。站立于中垂线前侧，双手四指在内，拇指在外抓住对折边缘线。

② 双手下压吊床，臀部向后坐在吊床中，使吊床包裹整个臀部。吊床前端位于大腿根部，后端位于腰骶关节处。双手向上抓握吊床。屈膝，双腿向上抬起并向两侧分开，双脚脚趾相对，脚跟分开。

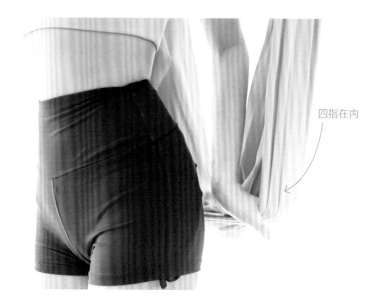

四指在内

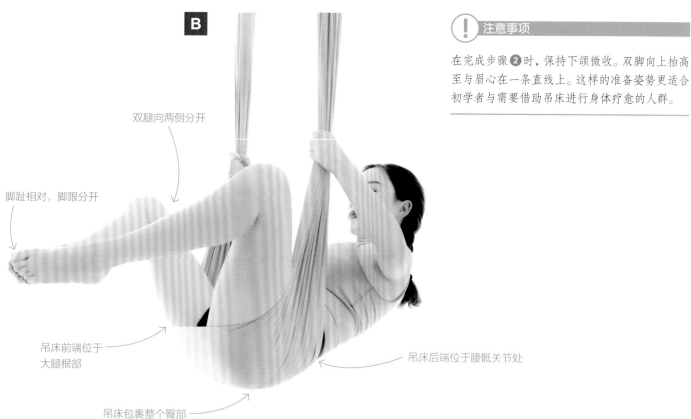

双腿向两侧分开

脚趾相对，脚跟分开

吊床前端位于
大腿根部

吊床包裹整个臀部

吊床后端位于腰骶关节处

(!) **注意事项**

在完成步骤 ② 时，保持下颌微收。双脚向上抬高至与眉心在一条直线上。这样的准备姿势更适合初学者与需要借助吊床进行身体疗愈的人群。

骨盆绕带

A

四指在外，拇指在内

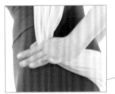

吊床位于臀围线处

步骤

1. 站立于中垂线前侧，双手从身体后侧抓握吊床，四指在外、拇指在内，吊床位于臀围线处。

2. 双手向上抓握吊床，上半身向后倾斜，屈膝，同时抬高双腿并向两侧分开，脚趾相对。

B

上半身向后倾斜

双腿向两侧分开

⚠ 注意事项

在髋部绕带准备中，起初身体可能不能很稳定地坐于吊床上。待双腿屈膝贴靠吊床两侧，身体才能够稳定。

启动核心力量，有控制地让身体慢慢向后仰。双脚抬高至与眉心在一条直线上。

相比骨盆吊带准备，这样的准备姿势更适合高级练习者和借助吊床进行空中舞蹈表演的演员。

髋部悬挂

步骤

站立于中垂线后侧。吊床置于腹股沟处，上半
身前屈向下。

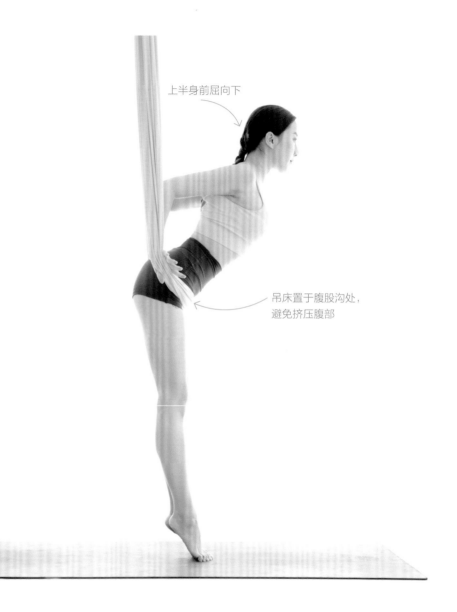

上半身前屈向下

吊床置于腹股沟处，
避免挤压腹部

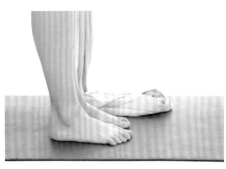

超低空位

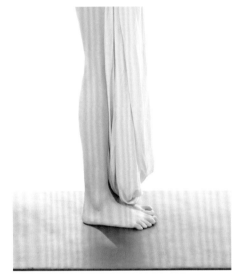

低空位

吊床准备

根据体式的不同难度与训练目标，吊床需调整至4个不同的位置。

超低空位：

吊床自然悬垂落地，落地部分约为两脚的长度。

低空位：

吊床自然垂落至脚踝，也可根据个人的实际情况，在脚踝与膝关节之间进行调整。

中空位：

吊床自然垂落至膝关节，也可根据个人的实际情况，在膝关节与髋关节之间进行调整。

高空位：

吊床自然垂落至髋部，也可根据个人的实际情况，在髋部与肚脐之间进行调整。

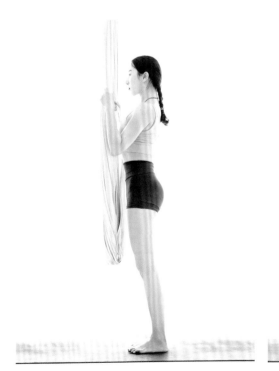

中空位

高空位

呼吸准备

呼吸均衡可以促进神经系统的健康，精神与性情也随之变得平和。瑜伽大师将呼吸看作万物生长的重要途径。他们形象地用树作比喻，树枝上长满了进行呼吸作用的叶片，通过呼吸为整棵树提供能量。树叶吸取外面的空气，使之与树的内在部分连接。

呼吸的重要性也不仅体现在日常的生活中。在练习中，我们需要配合正确合理的呼吸方法，这不仅会让我们的练习变得更加安全，也会使练习更有效果。

在空中瑜伽中，我们会选择三种呼吸方法。

第一种方法需要用鼻子吸气，并用鼻子呼气。这种呼吸方法与瑜伽中的乌加依呼吸法类似，通过两鼻孔产生的缓慢、稳定的呼吸，配合体式练习。

做法

吸气时，保持肺部充盈，上提胸腔，并向两侧扩张，同时保持腹部微收，不要鼓胀腹部；从会阴到胸骨，带动腹部延脊柱向上伸展。

呼气时，降肋，胸腔下沉，缓慢深长而稳定地呼气，直至肺部完全排空。当你呼气时，加深腹部的内收状态。这个练习可以帮助练习者保持充足的体力，还可以消除我们对高空的恐慌，镇定神经，安抚情绪。在静态保持的体式中，我们可以配合这种呼吸法进行练习。

要点 在练习中，试着让吸气与呼气保持一个相当的比例，例如在一个呼吸循环中吸气的时间是5秒，那么呼气也应该有同样的时间。

这样的呼吸方法适合完成需要静态保持的体式。

第二种呼吸法，类似于普拉提练习中的胸式呼吸法。

做法

用鼻子吸气，并用嘴巴吐气，同样需要关注呼气的深度。使胸腔肋骨直接带动肺部进行扩张。

呼吸的速度不宜太快，与动作的速度基本一致，不要憋气进行训练。

运动时注意呼气，静止时注意吸气。这样可以缓解因肌肉用力而给身体内部带来的压力。

要点 通过控制呼吸，把注意力集中在呼吸上，减少人对肌肉酸痛的敏感度。

这样的呼吸法适合动态动作。

第三种呼吸法，是瑜伽练习中最为常见的腹式呼吸。

做法

用鼻子吸气，同时扩张腹腔，腹部缓缓向外膨出，膈肌下沉。

用鼻子呼气，呼气时保持胸腔稳定，内收腹腔，膈肌上提。也可将手掌放于腹部前侧，帮助感受腹部的运动。

要点 呼气时腹部变小的过程，事实上是腹部的还原，这种收缩并非是刻意地用力收腹，而是自然的还原，是与吸气时的膨胀相对的收缩。

这样的呼吸法适合空中瑜伽的放松、冥想练习。

热身动作

空中拜日式

金刚坐式

步骤

❶ 站立于中垂线后侧，双手抓握吊床两侧。

❷ 屈膝向上跳跃，双脚脚踝落于吊床上，臀部落于脚跟上，跪坐。

> ⚠️ **注意事项**
>
> 大腿平行于地面，保持核心收紧，避免过度塌腰或弓背。

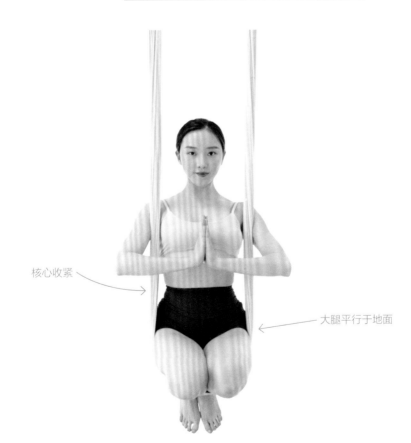

核心收紧

大腿平行于地面

颈部活动式

步骤

动作一

① 站立于中垂线后侧，双手抓握吊床与肩等宽。

② 呼气，低头向下，下颌寻找锁骨。吸气，头部回正。

③ 呼气，仰头向后，下颌寻找天花板。吸气，回正，重复 3 次。

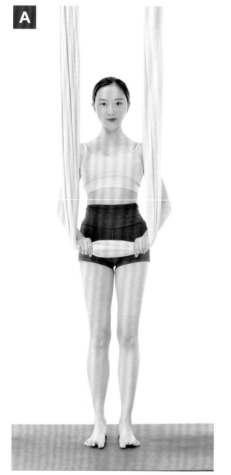
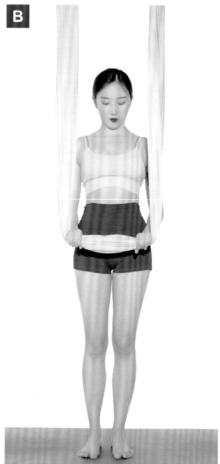
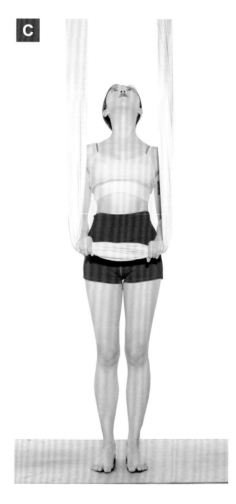

动作二

1. 呼气，低头，同时头部向右侧倾斜，下颌寻找左侧锁骨，拉伸肩胛提肌。
2. 吸气，头部回正，重复 3 次后换另一侧练习。

! 注意事项

动作缓慢而有控制地进行，避免颈部进行环绕动作。

动作三

吸气，头部向前伸出，呼气向后靠送。重复 3 次。

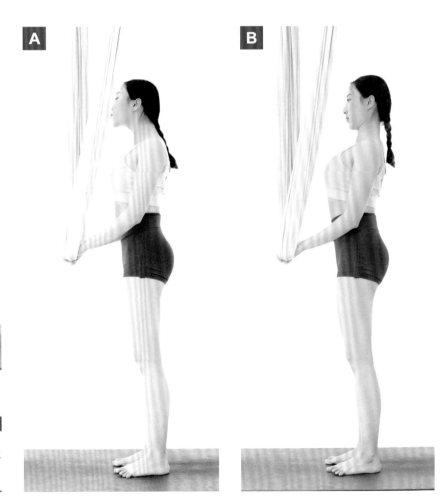

 功效

使颈部灵活，同时建立颈部肌群的平衡，缓解肩颈不适。

双角前推式

步骤

① 站立在中垂线的后侧,双手抓握吊床与肩等宽。双脚分开一条腿长的距离,收紧腹部,上提胸腔。

② 呼气,折叠髋部,双手向前推动吊床,眼睛看向地板。伸展脊柱,扩展胸腔。

③ 吸气。呼气,同时双手推动吊床,并带领身体向右侧转动,保持骨盆端正。

④ 吸气,身体回正。换另一侧练习,使躯干两侧尽可能得到均匀伸展,避免过度挤压对侧。

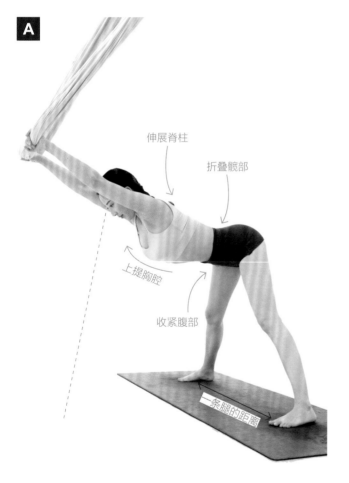

A

伸展脊柱

折叠髋部

上提胸腔

收紧腹部

一条腿的距离

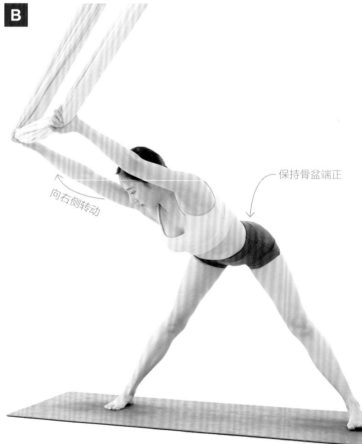

B

向右侧转动

保持骨盆端正

四边形式

步骤

① 站立于中垂线前侧，双臂于吊床内侧穿过。

② 屈膝下蹲，将吊床置于肩胛骨处。腹部收紧，耻骨上提，坐骨下沉。双腿分开至自己的最大限度，脚趾尖与膝关节方向一致，双臂侧平举。

③ 吸气，上提胸腔。

④ 呼气，左脚掌内侧贴地，左膝跪于地面。

⑤ 吸气，回正。换另一侧练习。

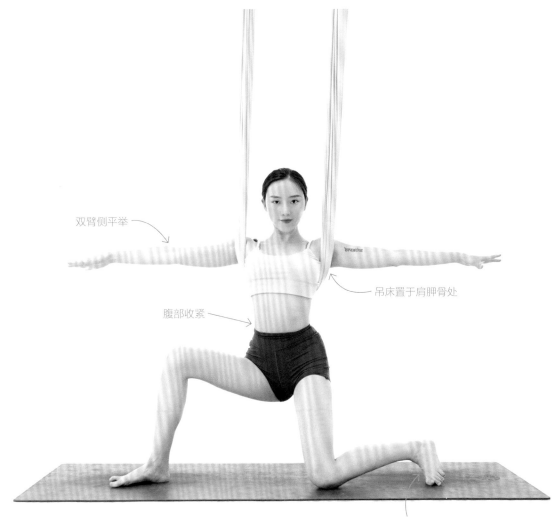

双臂侧平举

吊床置于肩胛骨处

腹部收紧

左脚掌内侧贴地

大摆钟式

步骤

① 在四边形式动作的基础上，调整双脚间距至略大于肩宽，双臂平举。

② 吸气，腹部收紧，耻骨上提，坐骨下沉。

③ 呼气，推动身体向右侧，伸直左腿，踮起右脚脚尖。

④ 吸气，推动身体向前，伸直双腿，踮起双脚脚尖，收紧腹部、臀部。

⑤ 反方向练习。

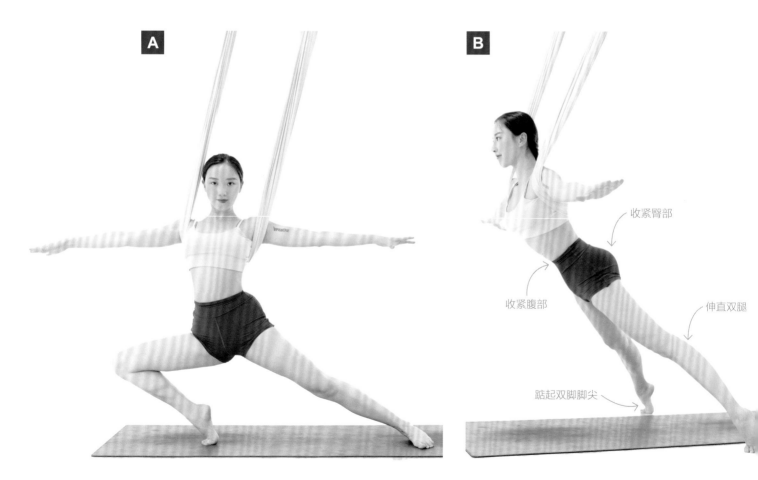

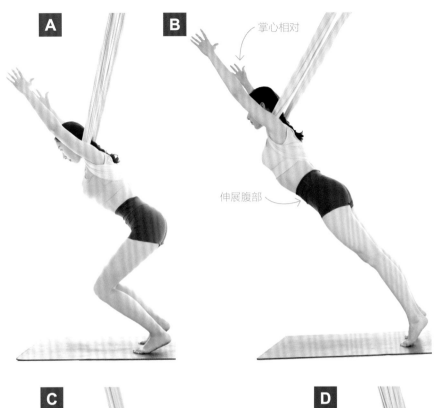

掌心相对

伸展腹部

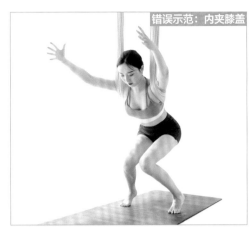

错误示范：内夹膝盖

阴阳斜板式

步骤

1 在上一个动作的基础上，调整双脚间距至与髋部等宽。

2 呼气，屈髋屈膝，身体向前推动。脚跟离地，髌骨上提，收紧腹部。

3 吸气，臀部收紧带动髋部伸展，同时逐渐伸直双腿，伸展身体，呈斜板。你需要感受到足底、臀部及腿部外侧的发力。避免膝盖内扣。

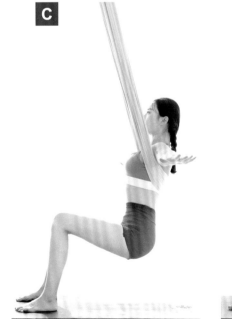

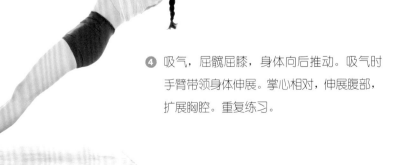

4 吸气，屈髋屈膝，身体向后推动。吸气时手臂带领身体伸展。掌心相对，伸展腹部，扩展胸腔。重复练习。

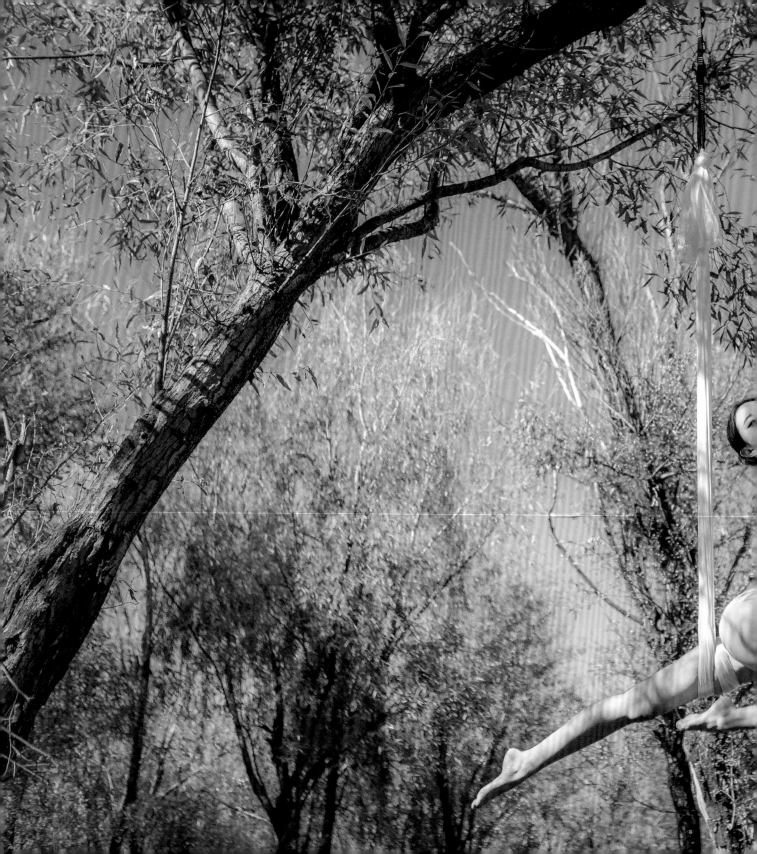

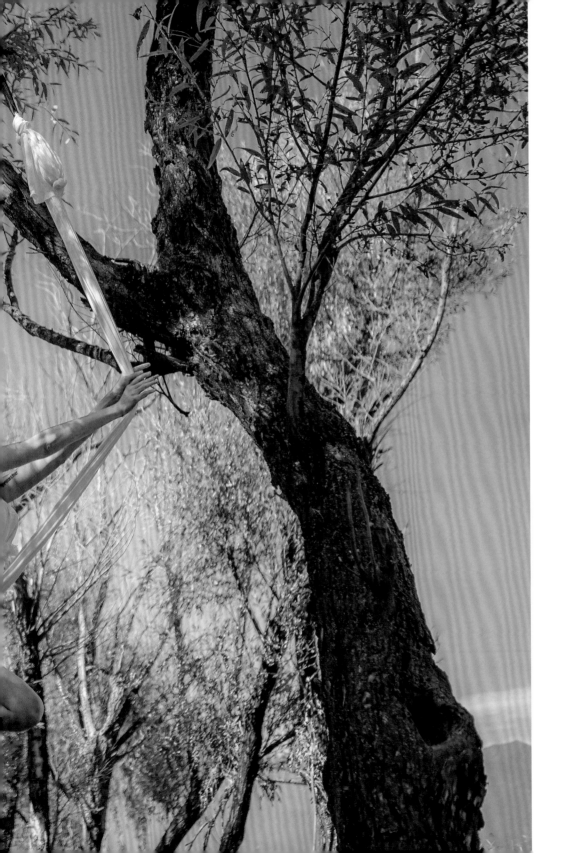

03

适合初学者的体式练习

——超低空位、低空位、中空位练习

通过空中瑜伽的练习，充分建立本体感受后让肌肉拥有更好的表现，获得更有效的训练。但由于空中瑜伽的体式更为复杂，所以寻找到"最适合自己"的练习方法也更加重要。

坐立体式

坐立平衡式（低空位）

 功效

1. 强化与激活髋屈肌群，改善因腰大肌激活不足而导致的前屈受限。预防腰椎间盘突出的发生。

2. 通过吊床创建的不稳定状态，加强平衡感与控制力，更好地激活深层肌群。
3. 使腹部变得更加紧实。

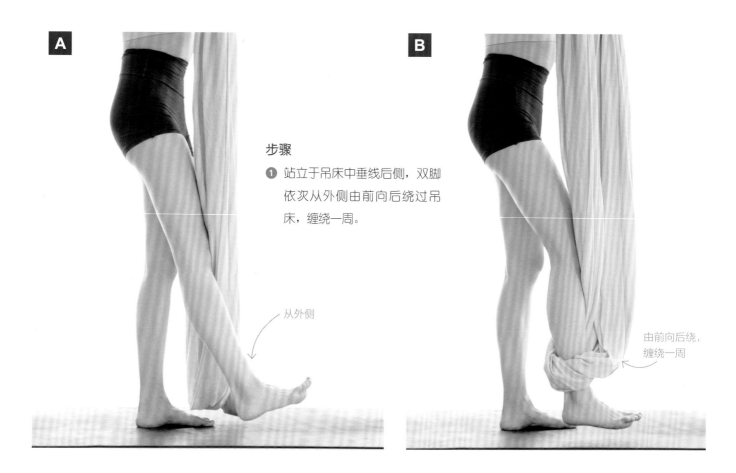

A

B

步骤

1 站立于吊床中垂线后侧，双脚依次从外侧由前向后绕过吊床，缠绕一周。

从外侧

由前向后绕，缠绕一周

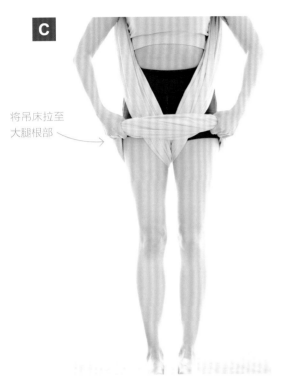

将吊床拉至
大腿根部

❷ 双脚并拢站立，但对于初学者我们建议选择双脚分开至与髋等宽的距离。拉动小腿前侧的吊床向上至大腿根部。

❸ 呼气，臀部向下坐。吸气，抬起并伸直双腿，尽量与地面平行，脚尖回勾。稳定平衡后尝试双臂向两侧平举。
保持 5 次均匀的呼吸。

⚠ 注意事项

1. 在完成步骤❸时，尽量将吊床上提至大腿根部靠近腹股沟的位置。沿中垂线的方向垂直向下坐立，避免因吊床的晃动对身体带来不安。

2. 胸部贴靠面前的吊床，上提胸腔。头部不要从吊床中穿过。

3. 注意引导与辅助，避免在抬腿时出现弯腰、弓背。骨盆稍前倾，保持脊柱延展。

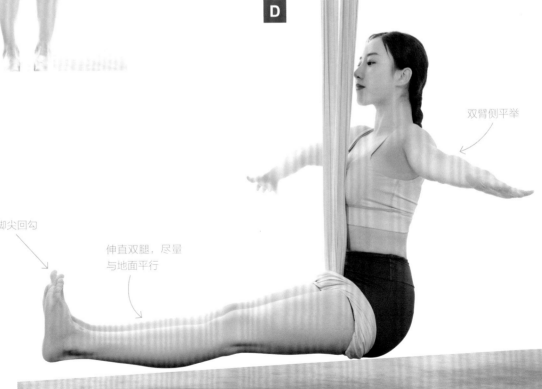

双臂侧平举

脚尖回勾

伸直双腿，尽量
与地面平行

🧘 小技巧

可酌情降低动作难度，帮助练习者更好地感受目标肌群的训练。

做法：

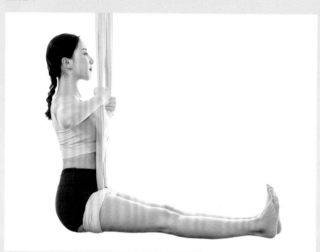

1. 双手抓握吊床，上臂平行于地面，将吊床向两侧拉动，内收肩胛骨，上提胸腔，胸腔位于吊床之间。

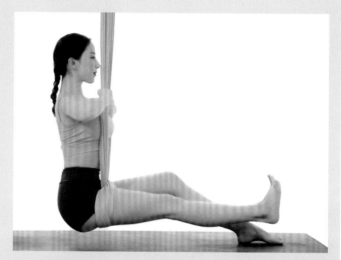

2. 进行单腿交替练习。一侧腿屈膝，脚掌踩地。吸气时，另一侧腿有控制地完成上抬动作。

3. 也可尝试伸直双腿，双脚脚尖回勾，吸气时，尝试一侧腿上抬至与对侧脚尖等高的位置。借助吊床，感受腹股沟处的强烈收缩。保持背部挺直，练习中避免弓背。

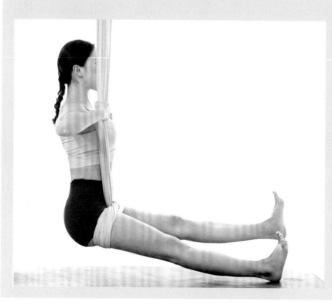

你还应该知道
为什么要合理降低动作难度

　　练习空中瑜伽需要对身体有更高的觉知力，以及对肌肉感知力与控制力。正因如此，在完成很多体式时我们会因为"能力"不足而产生更多代偿，这就是为什么很多人练了很多年瑜伽，体态和身材依然没有太多改变。当然这还可能是因为练习前没有进行有效的评估与制订符合自己改善需求的训练计划，甚至不了解体式正确的练习方法。但更重要的是，在完成练习时，我们往往因身体激活不足而影响训练效果，甚至引起不必要的伤害。所以，降低动作的难度，完成标准动作的退阶练习就可以更好地帮助我们避免代偿的发生，真正做到安全、简单、高效地训练。

辅助方法

　　辅助者站立于练习者身体后侧，双腿紧贴练习者背部，帮助练习者保持背部挺直。辅助者双手于吊床中间穿过，手肘抵住吊床并向两侧推动。

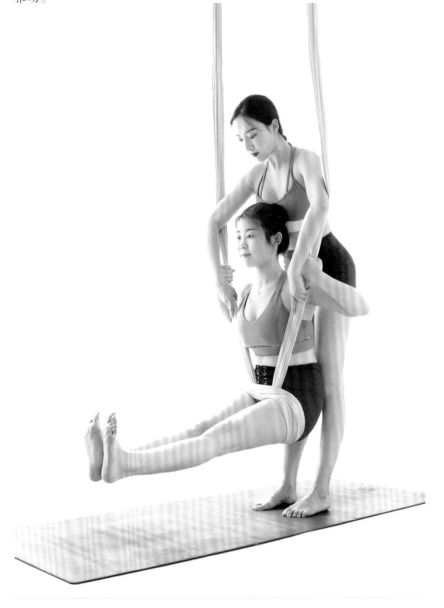

坐立前屈式（中空位）

⊙ 功效

使整个背部得到充分的伸展。在日常生活中，很多人在坐立时，特别是在伸直双腿的坐立中，无法将背部挺直，造成驼背弯腰的状态，这样很容易引起腰曲减小，甚至导致腰椎间盘突出的发生。借助吊床的辅助，我们更容易在坐立前屈的练习中找到脊柱伸展的状态。

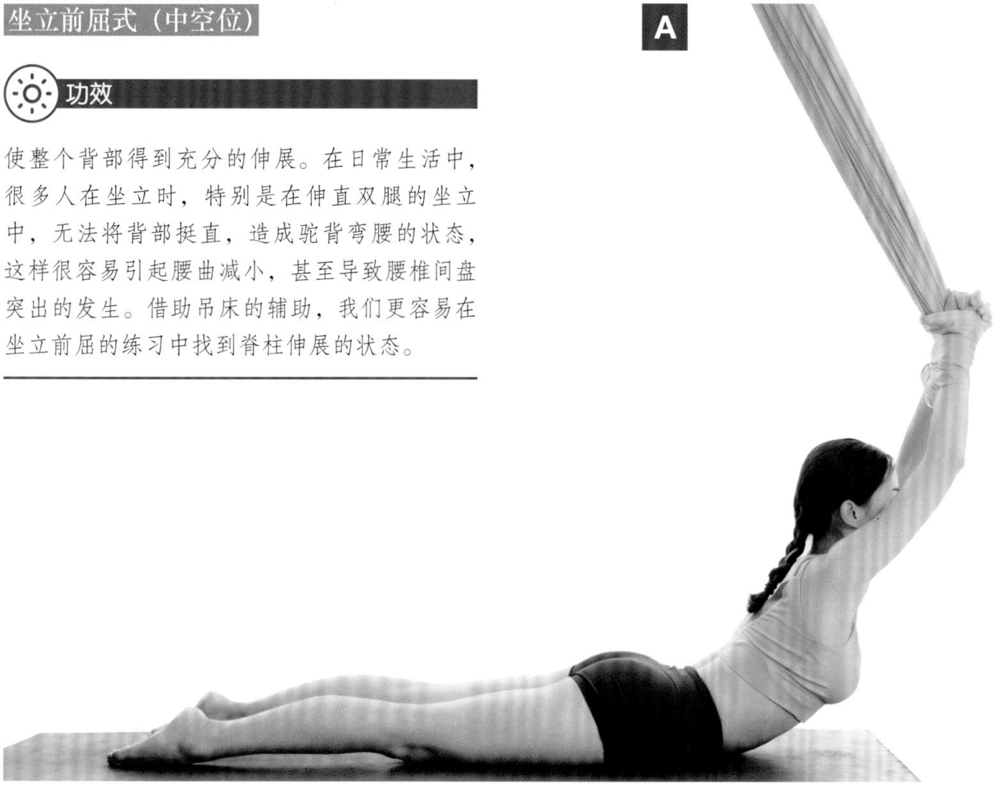

A

B

步骤

① 眼镜蛇式进入（在完成眼镜蛇体式后进行该体式的练习）。

② 屈右膝，右脚放于左膝外侧，双手用力带动身体向左侧转身。

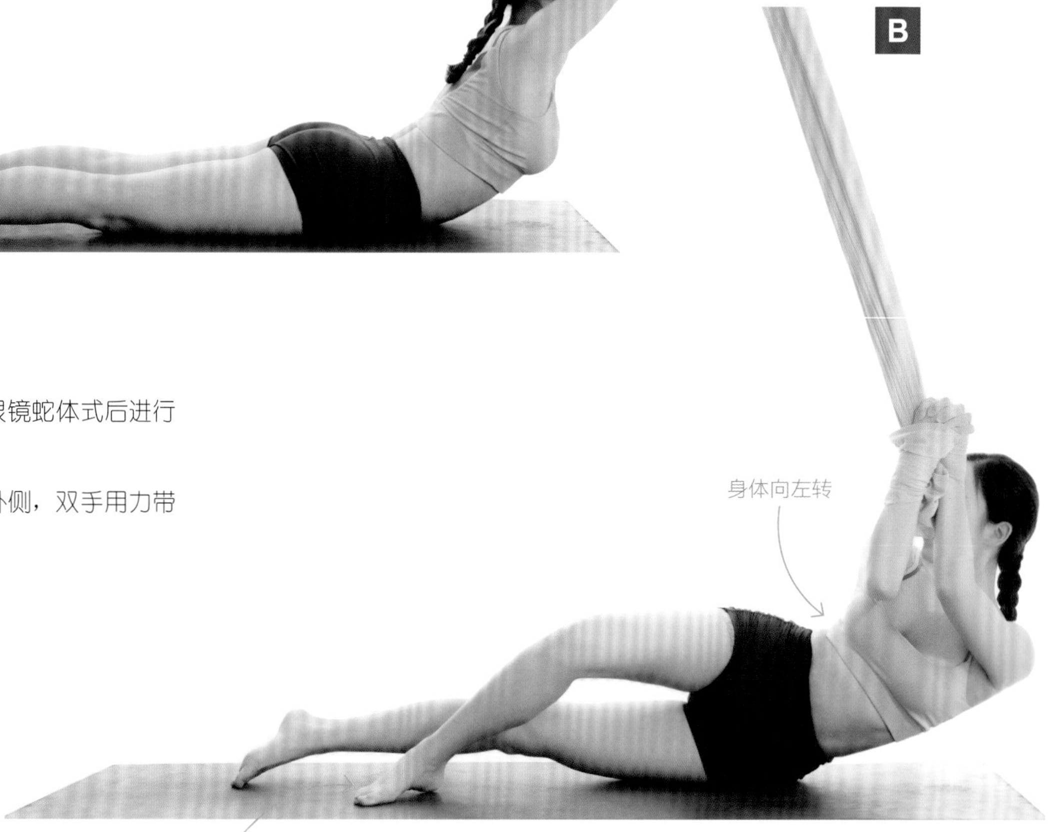

身体向左转

右脚放于左膝外侧

❸ 移动臀部至吊床正后侧，伸直双腿，脚尖
   回勾，在吊床的辅助下，伸展手臂与脊柱，
   完成坐立前屈。

> ⓘ **注意事项**

1. 从髋部折叠身体，使脊柱得到更好的延展，
   尽量维持自然的腰部曲线。吸气时感受胸口
   戴项链的位置充分上提，寻找下颌。同时收
   缩下腹使之产生拮抗。
2. 避免含胸弓背。沉肩向下，避免耸肩。视线
   看向双手的位置。
3. 完成练习时感受胸口有一束光照向脚趾尖的
   位置，而并不是将这束光埋入身体之中。

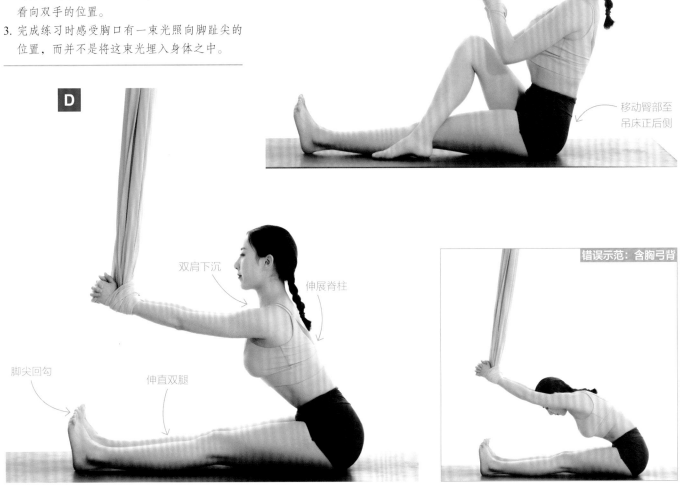

C

移动臀部至
吊床正后侧

D

双肩下沉

伸展脊柱

脚尖回勾

伸直双腿

错误示范：含胸弓背

跪姿体式

单肩伸展式（中空位）

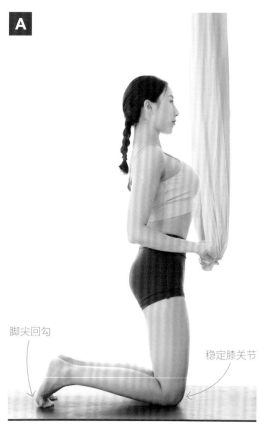

A

脚尖回勾

稳定膝关节

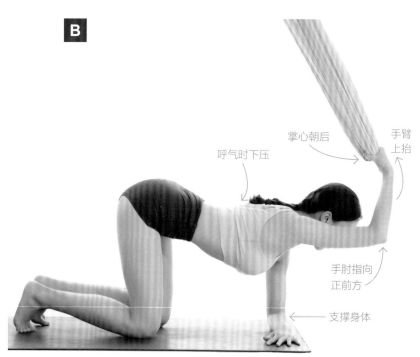

B

呼气时下压

掌心朝后

手臂上抬

手肘指向正前方

支撑身体

步骤

1. 跪立于中垂线后侧，双脚脚尖回勾，建立根基，稳定膝关节。

2. 右手抓握吊床，掌心朝后，右手肘指向正前方，不要外翻。

3. 弯曲左手肘支撑，前臂平行于瑜伽垫前端。呼气时，胸腔下沉，右侧手臂上抬。

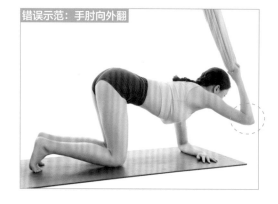

错误示范：手肘向外翻

辅助方法

　　辅助者站于一侧，单腿跪立，一只手帮助练习者轻度上抬手臂、上臂外旋并向前拉动，另一只手帮助稳定背部，帮助练习者进行拉伸。

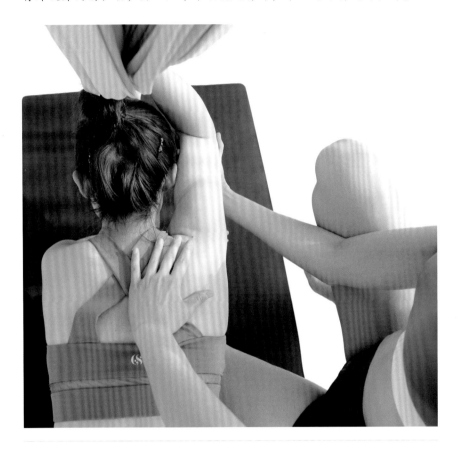

 注意事项

脊柱延展，上臂外旋。

 功效

1. 灵活肩部，伸展肩部伸肌群，包括背阔肌、三角肌后束、大圆肌及胸大肌。
2. 刺激腋下淋巴、乳腺。

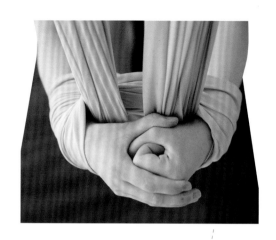

束手式（中空位）

步骤

① 双膝打开与髋同宽，脚趾回勾（建立根基，同时保持膝盖的稳定）。若感觉膝关节压力过大，也可使脚背平贴地面。

② 双手从外向内缠绕吊床，手腕缠绕准备。指关节比较突出的人，不需要十指相扣，抱拳即可。

③ 呼气，躯干向前向下，注意臀部的位置，保持臀部位于双膝的正上方。手肘内收。微收下颌，减轻颈部压力。

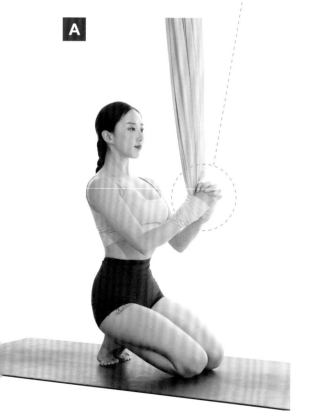

A

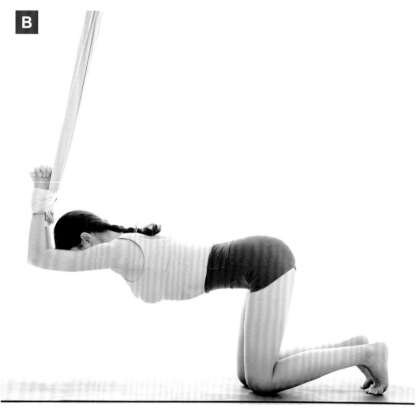

B

ⓘ 注意事项

1. 需要启动肱二头肌、三角肌前束与腹直肌来强化伸展的强度。
2. 维持骨盆中立位，收紧腹部，避免骨盆过度前倾与腰椎过度伸展。

☼ 功效

1. 灵活肩部，伸展肩部伸肌群，包括背阔肌、三角肌后束、大圆肌及胸大肌。
2. 乳房代谢产物和毒素向上排出困难，很容易在腋下局部造成臃肿，形成副乳。这个动作可以帮助我们刺激腋下淋巴、乳腺，预防乳腺疾病，同时美化胸部形态。

辅助方法

辅助者跪立于旁侧，一只手放于练习者肘部下方，帮助练习者轻度上抬手臂；另一只手帮助稳定背部，帮助练习者进行拉伸。

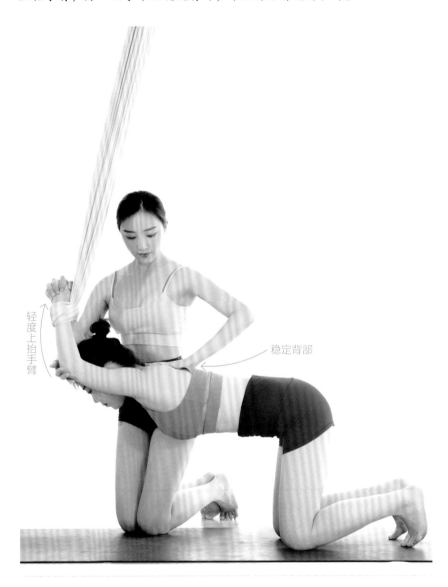

悬吊猫式（中空位）

A

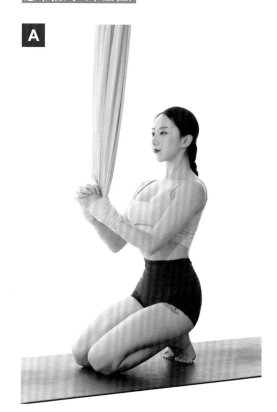

B

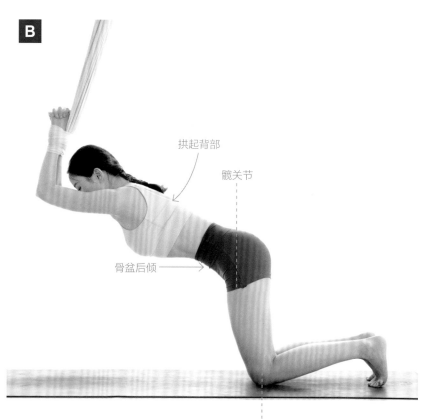

拱起背部

髋关节

骨盆后倾 →

膝关节

步骤

❶ 从束手式的跪立位置进入（见"练习前的准备"一节）。

❷ 配合呼气，缓慢拱起背部，同时躯干向前移动使髋关节位于膝关节前侧，骨盆产生后倾的趋势。

 小贴士

这个动作有别于地面瑜伽中的猫式，我们并不是让髋部始终保持在膝关节的正上方。借助吊床的辅助，帮助建立腰椎的稳定度，缓解腰痛。

❸ 吸气时躯干向后移动，髋关节位于膝关节后侧。脊柱逐节伸展直，骨盆做前倾动作。

⚠ **注意事项**

动作缓慢轻柔，配合深长稳定的呼吸。

☀ **功效**

这个动作可以缓慢地活动脊柱，有助于防止背痛、防止下背部的神经受到挤压，降低腰痛、坐骨神经痛等疼痛的风险。

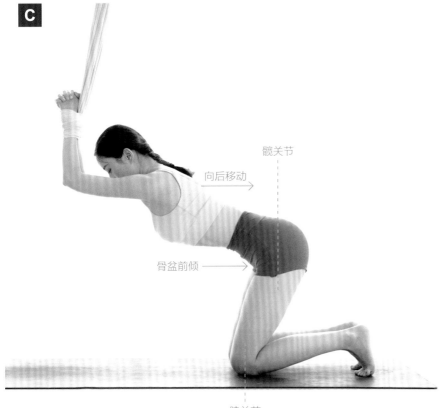

C

髋关节

向后移动 →

骨盆前倾 →

膝关节

卧姿体式

低位吊桥式（低空位）

步骤

骨盆吊带准备。随呼气，身体向后仰卧于垫面上，上背部贴地，屈膝踩地。于此处进行停留，下颌微收。

注意事项

在吊床中，需要配合收腹与收缩盆底的动作。吸气时胸腔向两侧扩张，肋骨内收，上背部紧贴地面，同时感受腹部轻微的收缩。呼气时可以将双手放于腰部两侧，推动腰部两侧的肌肉向肚脐的方向靠近，分4次将气体呼出，每次呼气伴随骨盆底肌的收缩，力度逐渐加强。同时保持臀部轻微放松，激活盆底。

功效

通过吊床的悬吊帮助在产后进行骨盆的复位，激活核心，对腹直肌分离进行修复。对耻骨联合分离患者来说，这也是最柔和的矫正与修复练习。

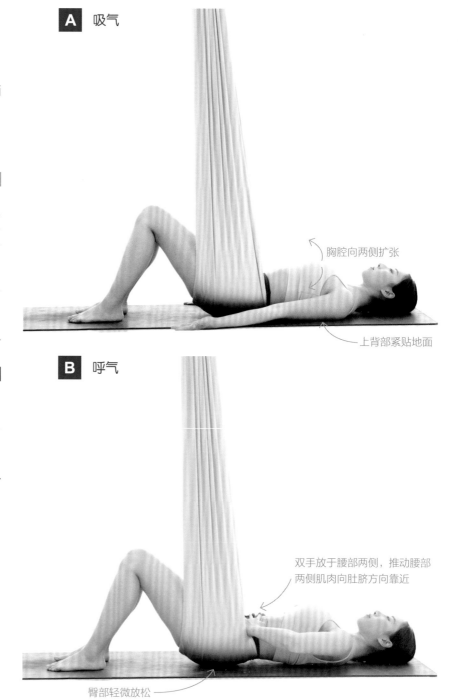

A 吸气

胸腔向两侧扩张

上背部紧贴地面

B 呼气

双手放于腰部两侧，推动腰部两侧肌肉向肚脐方向靠近

臀部轻微放松

肩肌桥式及变体（中空位）

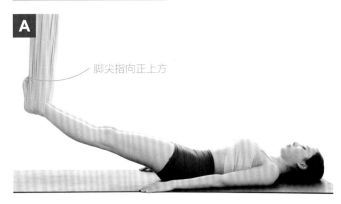

脚尖指向正上方

步骤

① 仰卧在垫子上，双脚脚踝位于吊床正下方，双腿向上抬起，脚踝放于吊床之上，脚尖指向正上方。

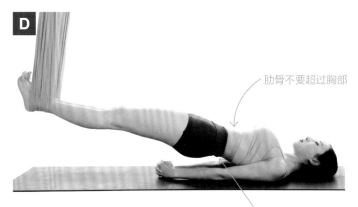

可先做卷腹动作

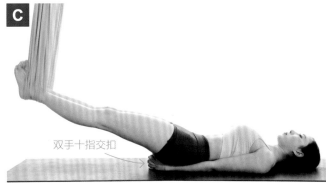

双手十指交扣

肋骨不要超过胸部

脊柱逐节抬离地面

② 收紧腹部（可先做卷腹动作），双手放于臀部下方，然后十指交扣。从骶椎段开始让脊柱一节一节抬离地面。肩胛骨内收，臀部不需要抬到过高的位置，肋骨不要超过胸部的高度。大腿稍内旋。

③ 呼气，脊柱逐节向下重新落回地面。

功效

通过吊床的辅助有效增强脊柱与骨盆的灵活性与稳定性，激活深层肌。增强腰臀肌群的力量，建立身体稳定性，减轻腰痛。收紧臀部，提升臀围线。

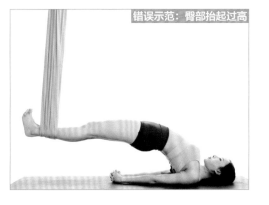

错误示范：臀部抬起过高

注意事项

不需要将臀部抬至过高的位置，保持肋骨内收，激活更多来自于深层多裂肌的力量，减少竖脊肌的过度参与，感受臀大肌与腘绳肌群的用力，以更好地增强脊柱与骨盆的稳定性。

变体一

在步骤 ❷ 的基础上，呼气时双脚脚尖转向外侧，
同时屈双膝，展开髋部，吸气时伸直双腿。

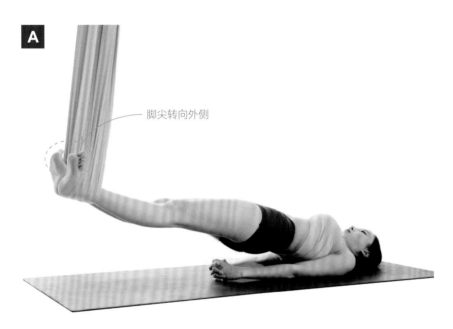

脚尖转向外侧

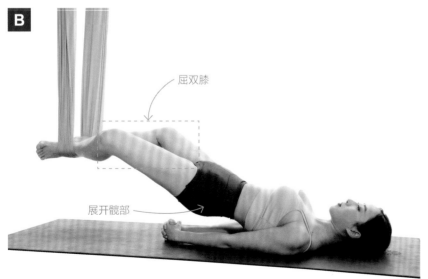

屈双膝

展开髋部

! 注意事项

1. 三角肌后束工作使上臂外旋。
2. 完成步骤 ❷ 时，我们需要先进行一个卷腹的动作，然后再将臀部缓慢抬高，帮助激活腹部力量。
3. 完成步骤 ❷ 时，注意脊柱的逐节运动，使动作完成得更加细腻，获得最好的锻炼效果。始终保持下巴与胸骨之间的距离，避免对颈椎造成额外的压力。
4. 肩背部有伤的患者谨慎练习。

变体二

在步骤 ❷ 的基础上，吸气，抬起右腿向上伸直。保持 5 次均匀的呼吸，换另一侧练习。

变体三

在步骤 ❷ 的基础上，吸气，抬起右腿；呼气，屈右膝，小腿与地面平行。保持 5 次均匀的呼吸，换另一侧练习。

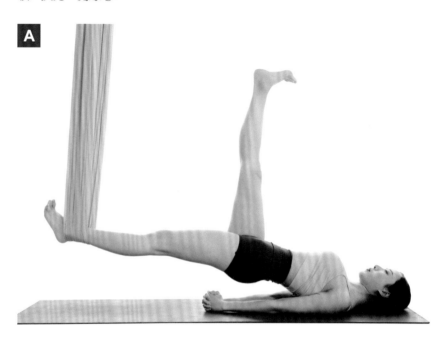

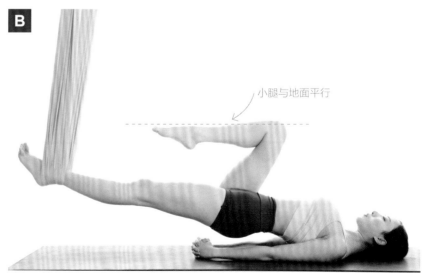

小腿与地面平行

吊桥侧摆式（中空位）

步骤

❶ 仰卧，脚踝位于吊床正下方。双手放于身体两侧，掌心向下，有力下压，微收腹部。

❷ 向上抬起右脚并落入吊床中，保持右脚脚尖回勾，并做足内翻。呼气时，内旋右腿，并向左侧缓慢摆动，感受大腿内收肌群的收缩。换另一侧练习。

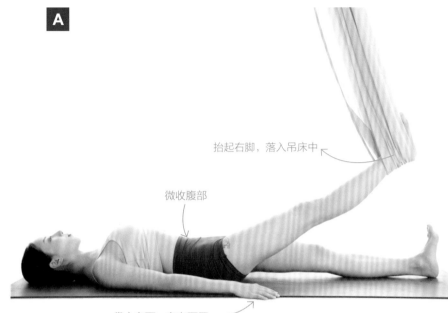

A

抬起右脚，落入吊床中

微收腹部

掌心向下，有力下压

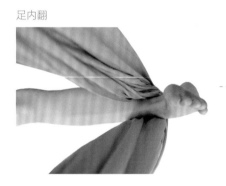

足内翻

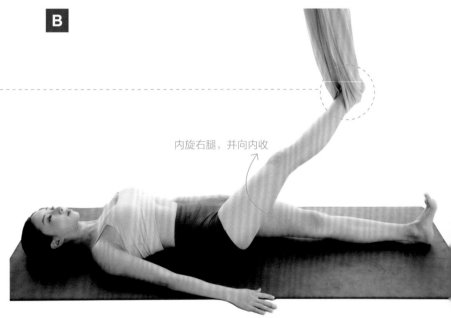

B

内旋右腿，并向内收

辅助方法

　　辅助者一只手放于练习者右腿大腿内侧，帮助感受内收肌的收缩。另一只手放于练习者左臀外侧，并轻微地施加一个向右的推力，帮助练习者稳定骨盆，避免一些人在练习中可能出现的骨盆晃动。

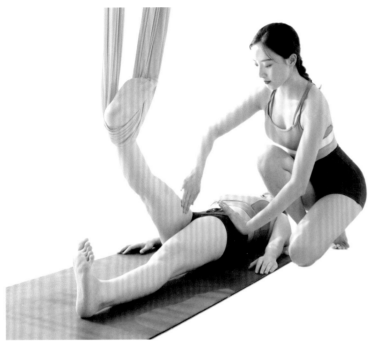

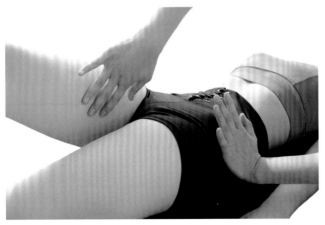

① 注意事项

1. 可依据情况调整吊床包裹腿部的位置（也可包裹住整个小腿）。
2. 在摆动的过程中，我们需要缓慢并有控制地完成，保持臀部不离开地面。保持骨盆与左腿的稳定。先让右腿产生内旋，再进行内收，可选用2秒（向内）—4秒（回正）—1秒（停留）的节奏完成这个动作的练习。

☀ 功效

1. 吊桥侧摆式能很好地练习大腿内收肌群，对于产后恢复也有很好的理疗效果。
2. 对于塑造双腿形态有很好的帮助，可以帮助我们更好地纤体双腿，同时有助于解决月经周期的紊乱问题，调节气色，美肤驻颜。

错误示范：臀部离开地面

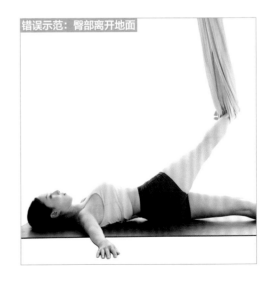

支撑体式

支架式（超低空位）

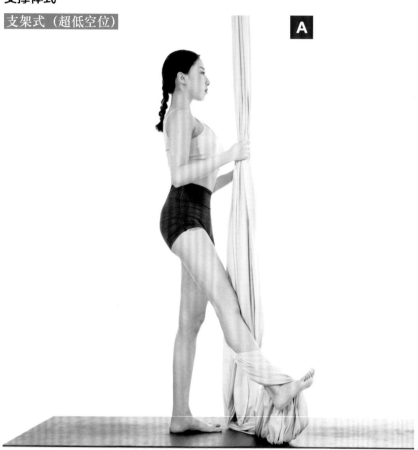

A

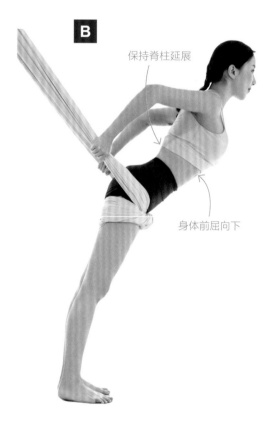

B

保持脊柱延展

身体前屈向下

功效

1. 利用吊床更好地帮助脊柱在板式支撑中顺位伸展。
2. 利用吊床减少代偿，可以保持较长的时间来激活深层稳定肌群。

步骤

❶ 站立于吊床中垂线后侧，右脚由前向后从外侧绕过吊床，缠绕一圈。左脚以相同的方式进行缠绕。

❷ 向前走动至尽头，保持脊柱延展，身体前屈向下。

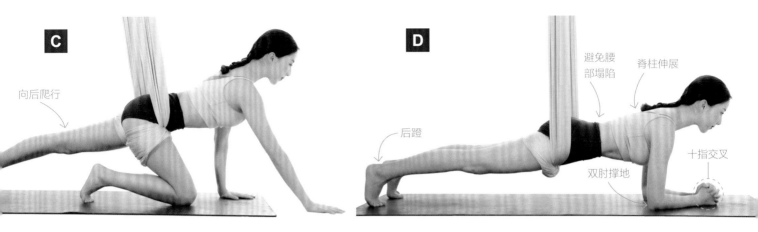

辅助方法

1. 一只手放于其肩胛骨内侧，前推，引导胸腔向下颌延展，骨盆稍前倾。另一只手放于下背部，引导练习者收紧腹部，肚脐推向背部。

2. 双手放于练习者腰部两侧，呼气时推动腰部两侧肌肉向肚脐收缩。

③ 双手置于地面，向后爬行至身体位于吊床正下方。

④ 呼气，十指交叉，手肘撑地，保持上臂与前臂垂直，前臂有力下压。双脚向后移动至平板式。伸展脊柱，脚跟有力后蹬。保持均匀呼吸 5 至 8 次。

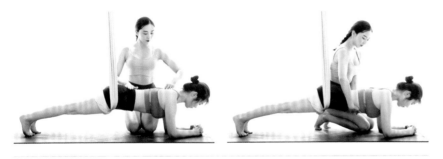

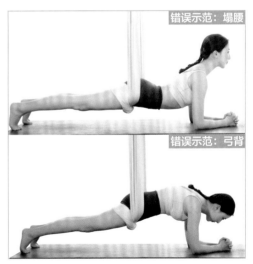

小贴士

通过吊床的辅助完成这样的练习，可以更安全地帮助你提高脊柱的稳定能力，能让你做一个标准的平板支撑。对于有腰痛的练习者来说是一个很好的训练深层核心肌群的方法。同时稳定性练习对于腹部形态的雕刻也很有帮助。

注意事项

1. 保持腹部柔软内嵌，通过吊床帮助稳定骨盆，更好地找到在平板支撑练习中脊柱延展的状态，避免塌腰或拱背，充分激活深层核心肌群。

2. 启动菱形肌与中下斜方肌，结合前锯肌产生的力量，相互作用，稳定肩胛骨。

3. 处于生理期中的女性需要谨慎练习。

半马式（中空位）

步骤

1. 跪立于吊床一侧，与吊床之间保持一腿长的距离。双膝分开与髋等宽，双臂屈肘相互环抱，肘关节位于双肩的正下方。

2. 前臂向前，双手十指交扣。吸气，抬起右腿，右脚脚踝落于吊床之上，伸直右腿。

3. 呼气，右腿带身体向右侧推送，髋部下沉。保持 5 次均匀的呼吸，换另一侧练习。

⚠ 注意事项

1. 保持肩胛骨的稳定，肩关节始终远离双耳，收紧腹部，避免塌腰、翘臀。
2. 膝关节、髋关节有伤的患者谨慎练习。

☀ 功效

1. 灵活髋关节，伸展大腿内侧肌肉群，修饰腿形。
2. 稳定核心，增强核心区域的力量。
3. 加强肩关节的稳定性。

变体

在步骤 2 的基础上，伸直左腿，左脚内侧着地，脚趾尖指向正前方。呼气，右腿带身体向右侧推送，髋部下沉。

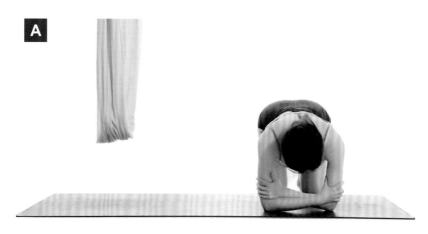

A

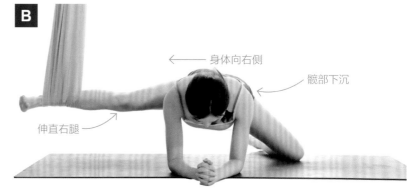

B

←—— 身体向右侧

髋部下沉

伸直右腿

变体

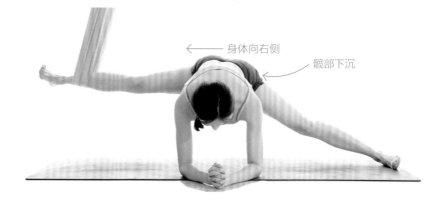

←—— 身体向右侧

髋部下沉

坐立支撑式（中空位）

步骤

① 坐立在中垂线的正下方，吊床绕于膝盖窝下方。

② 双臂经吊床内侧穿过，将双手放于大腿外侧的垫上，手掌压实地面。

③ 吸气，调动核心力量，手臂有力支撑，将臀部、双脚向上抬离地面，双腿伸直。保持 5 次均匀的呼吸。

ⓘ 注意事项

1. 在保持体式的过程中，尽可能上提胸腔，展肩向后。骨盆前倾，脊柱延展，不要低头，但保持下颌微收，眼睛注视着脚趾尖。

2. 在不借助吊床的情况下，初学者很难完成这样的支撑练习。吊床能够帮助我们更轻松地找到这一体式完成的状态。很多人在完成这个体式时会过度地弓背、耸肩，借助吊床，尝试找到在坐立支撑中胸腔上提、双肩下沉的状态。待核心力量充沛且长时间练习后，可尝试逐渐脱离吊床，完成支撑体式。

☼ 功效

1. 强化核心，增强核心区域的控制能力。
2. 增强手臂及手腕的力量。

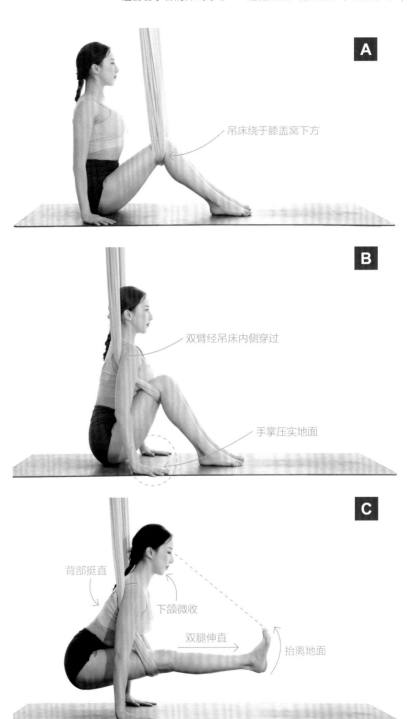

吊床绕于膝盖窝下方

双臂经吊床内侧穿过

手掌压实地面

背部挺直

下颌微收

双腿伸直

抬离地面

摆动马尾式（中空位）

A

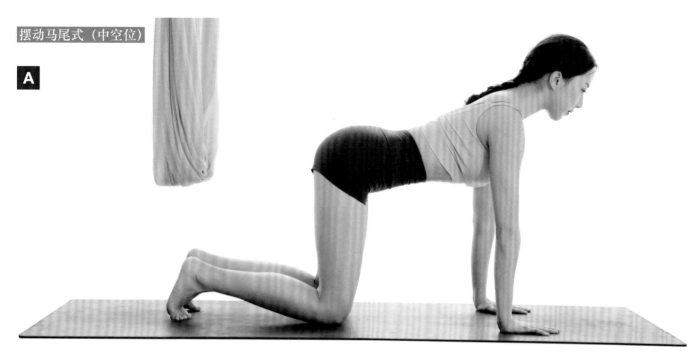

步骤

① 跪立于吊床的前侧，双膝分开与髋等宽，位于臀部的正下方。双手分开与肩等宽，位于双肩的正下方，肘部微屈。

正确示范：五指压实垫面

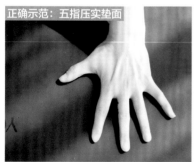

正确示范：双膝间的距离

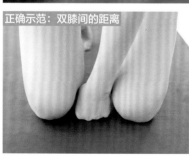

🍃 小贴士

在跪姿准备时你需要做到：

1. 五指张开，压实垫面；
2. 下颌微收，下颌与颈部正好可以容纳一个网球；
3. 微屈手肘，帮助启动肩部力量。肘关节窝指向虎口的方向；
4. 双膝分开与髋等宽（双膝内侧有自己一拳的距离）。

错误示范：五指未压实垫面

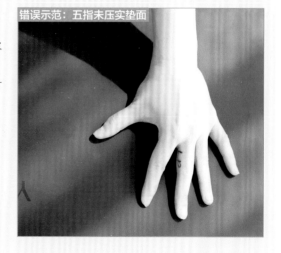

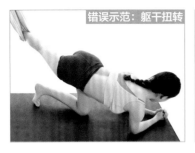

错误示范：躯干扭转

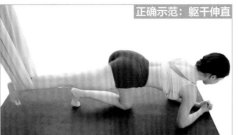

正确示范：躯干伸直

注意事项

1. 腿部后展过程中，始终保持骨盆稳定，先做内旋，再进行内收。
2. 保持动作幅度小且速度缓慢，有控制力，感受大腿内收肌群的收缩，同时避免躯干扭转。

功效

1. 建立腿部内侧力量，纤细双腿，改善腿形。
2. 美化臀部线条。

B

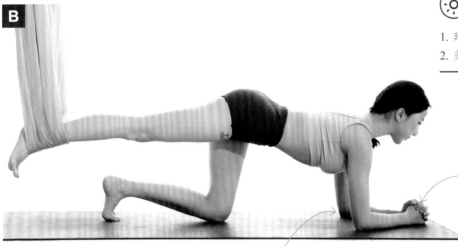

十指交扣

屈肘支撑

C

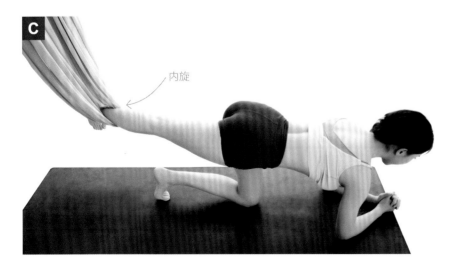

内旋

❷ 向后伸右腿使右脚落于吊床上。屈肘支撑，十指交扣。

❸ 呼气时，保持骨盆稳定，将落于吊床上的一侧腿向左摆动，同时内旋。启动大腿内收肌群。

适应人群

1. 大腿内侧有多余脂肪的人。
2. 需要改善腿形的人。

悬吊侧板式（中空位）

步骤

① 四脚式跪立于吊床前侧，脚踝位于吊床的正下方。肘关节窝转向虎口的朝向。将右脚向上勾住吊床。

② 向后伸直右腿，收紧腹部，左脚落于吊床上，与右脚并拢。收紧臀部，避免塌腰翘臀。视线看向地面。

③ 呼气，抬起右手臂，向右侧翻转身体。右臂向上高举，尽量使双臂保持在同一条直线上。眼睛看向正上方。

⚠ 注意事项

1. 支撑手臂在小圆肌的作用下稍作外旋，同时稳定肩窝内的肱骨头。
2. 练习时避免髋部抬起过高而产生过度代偿。
3. 若觉得练习有难度，也可以屈肘练习（见下一个动作的示范）。

☀ 功效

1. 强健深层核心，通过吊床悬吊，向身体发起更大的挑战，在极不稳定的状态下保持平衡。
2. 锻炼腿部，加强腰部和尾骨区域。
3. 加强肩膀、手腕的机能，增强身体的平衡能力。

🔲 小贴士

下背部肌肉耐力较差的人更容易产生腰背的疼痛与损伤，而进行侧板式的练习则可以很好地增强这种耐力。通过吊床创建不稳定的环境，使训练的效果提升。

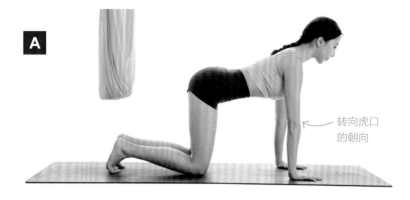

A

转向虎口的朝向

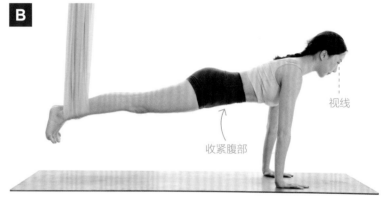

B

视线

收紧腹部

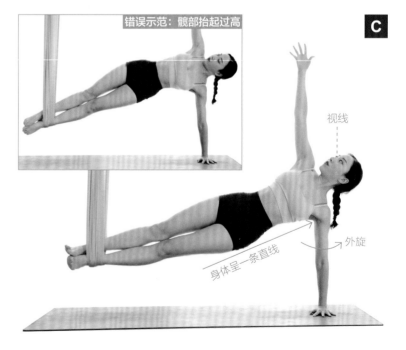

错误示范：髋部抬起过高

C

视线

外旋

身体呈一条直线

加强侧板式（中空位）

步骤

1 左手肘支撑地面，前臂平行于垫面前侧边缘。左脚脚踝落于吊床上，伸直左腿。右腿屈膝，右脚脚掌踩地。右手食指及中指抓住右脚大脚趾。

2 吸气，向上伸直右腿，收紧腹部。转头向上看。
保持 5 次均匀的呼吸。

3 右脚重新落回地面，换另一侧练习。

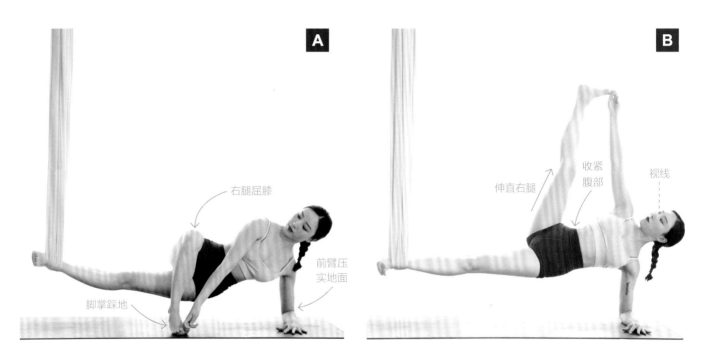

右腿屈膝

前臂压实地面

脚掌踩地

伸直右腿

收紧腹部

视线

① 注意事项

这个动作最具挑战性的部分在于流畅、有控制力地进入平板支撑的每一个体位。在回到平板支撑的过程中是否屈膝由你选择。不管如何，在你下降的过程中，避免塌腰，让辅助者帮助你来观察，使你的身体处于直线状态。

☼ 功效

1. 强化肩袖深层与浅层肌肉。
2. 锻炼平衡感，激活深层核心肌群。

倒立与后弯体式

小狗式（低空位）

步骤

① 站立于吊床中垂线后侧，双脚依次经外侧由前向后绕过吊床，缠绕一周。

② 向前走动至尽头，保持脊柱延展前屈向下，双手置于地面。

③ 爬行向后至臀部位于吊床正下方。手肘撑地，前臂保持平行。双脚向后至瑜伽垫后侧。带动身体向后移动。收紧腹部，伸展脊柱。用腹股沟下压吊床并推动吊床向后，抬高坐骨，足跟离地。

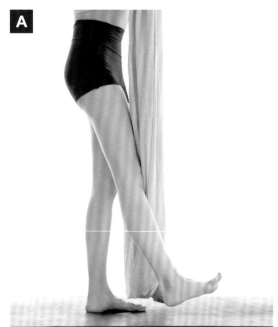

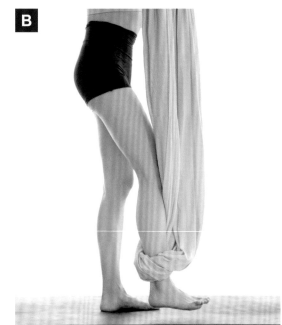

（☼）功效

1. 利用吊床可以更好地感受脊柱的伸展。加强背部力量，从根源缓解肩颈不适，肩关节的炎症也能得到相应的缓解。

2. 预防久坐引起的下背部不适，激活腰大肌，帮助预防与缓解腰椎间盘突出。

3. 为大脑输送更多的血液，使精力充沛。同时在体式中，由于横膈膜被提升到胸腔，帮助减缓心跳的速度，也可以很好地预防焦虑与紧张。

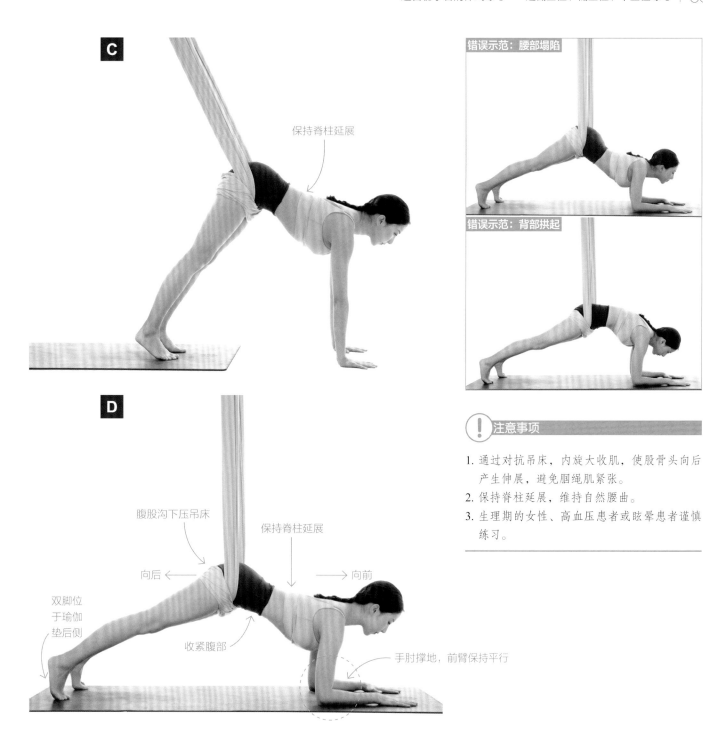

C

保持脊柱延展

错误示范：腰部塌陷

错误示范：背部拱起

注意事项

1. 通过对抗吊床，内旋大收肌，使股骨头向后产生伸展，避免腘绳肌紧张。
2. 保持脊柱延展，维持自然腰曲。
3. 生理期的女性、高血压患者或眩晕患者谨慎练习。

D

腹股沟下压吊床

保持脊柱延展

向后 ←

→ 向前

双脚位于瑜伽垫后侧

收紧腹部

手肘撑地，前臂保持平行

悬吊上犬式（超低空位）

吊床自然悬垂落地，落地部分的长度约为两脚的长度。

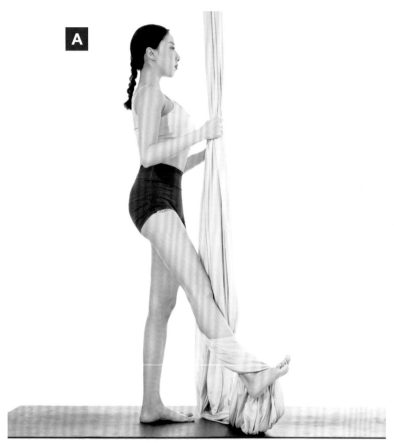

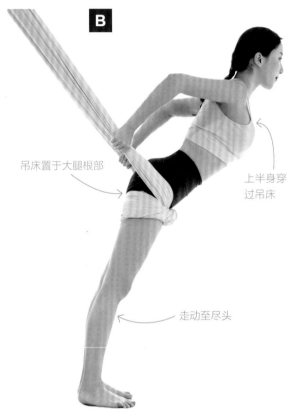

吊床置于大腿根部

上半身穿过吊床

走动至尽头

步骤

1 站立于吊床中垂线后侧，右脚由前向后从外侧绕过吊床，缠绕一圈。左脚由前向后从外侧绕过吊床，缠绕一圈，双脚并拢站立。

2 将小腿前侧的吊床向上拉动至大腿根部，上半身向前穿过吊床，向前走动至尽头。

功效

1. 伸展髋部深层屈肌，缓解僵紧，改善久坐综合征。
2. 更好地加强背部力量，伸展腹部，改善圆肩驼背的现象。

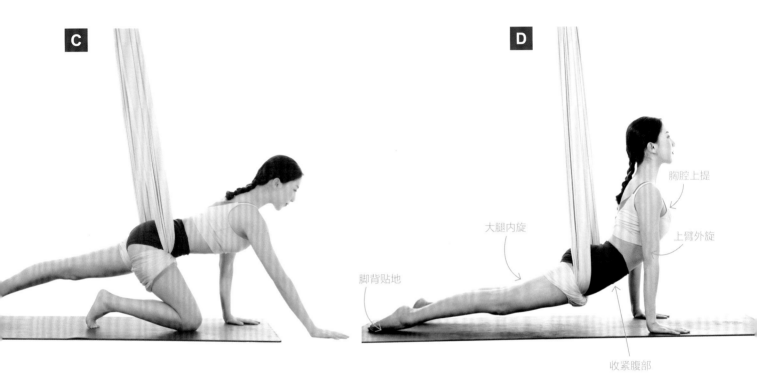

C

D

胸腔上提

大腿内旋

上臂外旋

脚背贴地

收紧腹部

❸ 呼气，俯身向下，双手置于地面，向后爬行至臀部位于吊床正下方。

❹ 双手放于腰部两侧，吸气时，胸腔上提，上臂外旋，脚背贴地，形成上犬式。保持5至8次均匀呼吸。

⚠ **注意事项**

1. 中、下斜方肌与菱形肌发力，通过建立上背部力量扩展胸腔。

2. 通过吊床建立对抗，帮助启动臀中肌与阔筋膜张肌，使大腿内旋，减轻腰骶承压。

3. 收紧腹部，建立腹压，这就好像是汽车的安全气囊，帮助在后弯体式中保护腰部。

鹤禅式（中空位）

步骤

① 四脚式跪立于吊床前侧，脚踝位于吊床的正下方。肘关节窝转向虎口的朝向。双脚依次向上勾住吊床。

② 保持身体的稳定，缓慢向后伸直双腿。

③ 吸气时，屈髋屈膝，膝关节靠向腋窝，并向内夹靠。同时尝试上提胸腔，胸口戴项链的位置靠向下颌，激活下腹部。启动胸背力量，手臂有力上推。

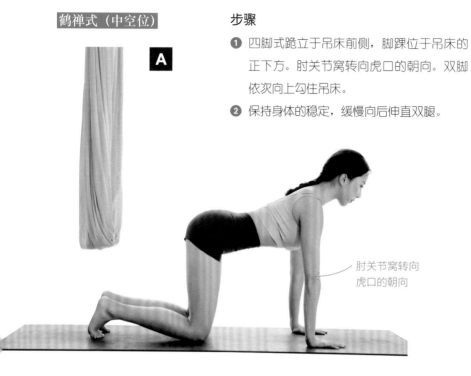

A

肘关节窝转向
虎口的朝向

> **注意事项**

1. 启动前锯肌将肩胛骨向前拉动。
2. 大腿内收肌群发力，使膝盖加紧上臂。
3. 在吸气时完成步骤③，激活核心，同时避免过度弓背，尝试稳定背部。下腹部与腰大肌得到激活，保持身体稳定。也可以屈肘完成乌鸦式的动作。

> **功效**

1. 通过吊床的辅助，帮助完成鹤禅式，加强身体的平衡与稳定度，矫正不良体态。
2. 激活耻骨肌，帮助骨盆稳定。对女性妇科炎症的缓解与月经不调的改善都很有帮助。

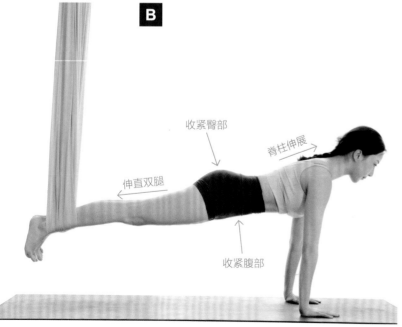

B

收紧臀部

脊柱伸展

伸直双腿

收紧腹部

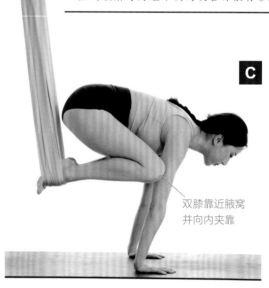

C

双膝靠近腋窝
并向内夹靠

眼镜蛇式（低空位）

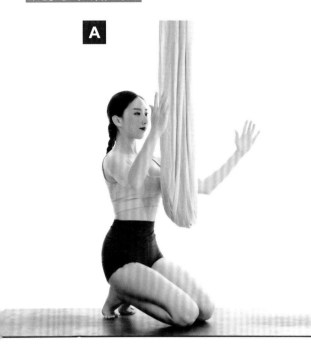

步骤

❶ 跪立于吊床中垂线后方。双手于吊床前侧由内向外绕
过吊床，合掌并拢。

 功效

1. 通过吊床的辅助，帮助脊柱在延展的状态下进
   行轻度的后弯。伸展腹部和胸腔，同时加强背
   部力量，缓解背部不适。
2. 增强骨盆区域的血液循环，使其保持健康。

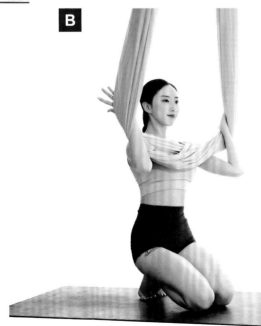

C

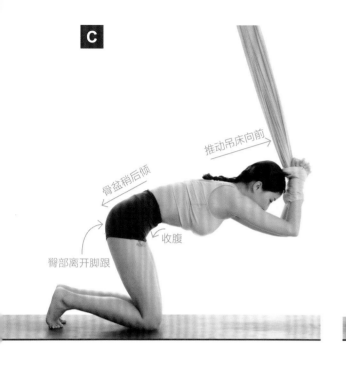

骨盆稍后倾

推动吊床向前

收腹

臀部离开脚跟

D

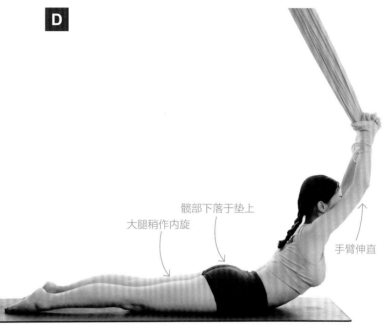

髋部下落于垫上

大腿稍作内旋

手臂伸直

② 呼气，收腹，骨盆稍做后倾，同时手臂推动吊床向前方，臀部离开脚跟，身体重心前移。

③ 呼气，髋部下落于垫面之上。伸直手臂或保持屈肘，肩胛骨收向脊柱，主动沉肩向下，扩展胸腔，目视正前方。

!) **注意事项**

1. 在完成步骤 ③ 时，须先弯曲手肘，手臂相互贴近，使身体平稳置于地面。需要从步骤 ② 进入，避免塌腰向下。

2. 臀部与腘绳肌配合帮助髋伸，同时需要通过内旋来对臀部肌群产生外旋，帮助减轻腰骶压力。

3. 腰部、肩部有伤的患者，谨慎练习。

错误示范：耸肩

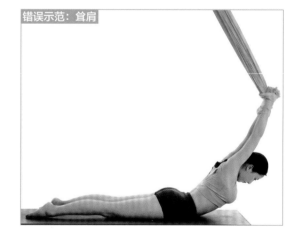

海豚式

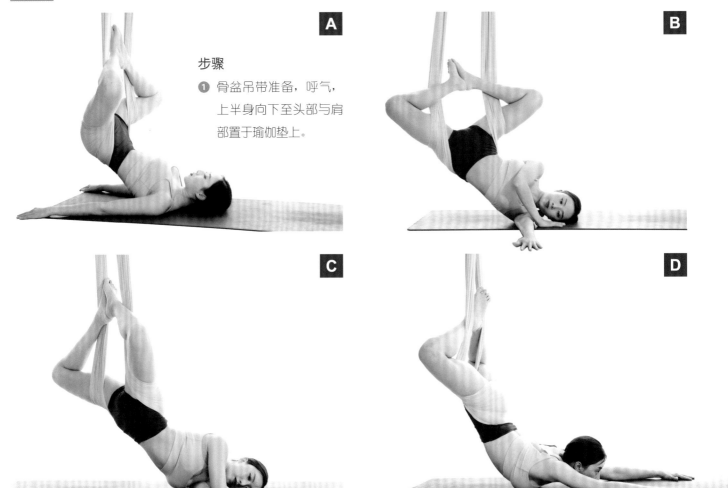

步骤

❶ 骨盆吊带准备，呼气，上半身向下至头部与肩部置于瑜伽垫上。

❷ 向左侧转身，右手屈肘手掌贴垫，左臂伸直，右手放于左上臂外侧支撑。呼气，继续转动身体至俯卧。伸直双臂，向前延伸，额头或下巴贴瑜伽垫。

⚠ 注意事项

1. 在倒转过程中，保持腹部肌群的收缩。肩膀始终远离双耳。
2. 使用步骤❷中翻转方式，可以在很大程度上避免腰痛的发生。

☀ 功效

1. 利用吊床轻松完成倒转，更好地理疗脊柱，改善驼背，让身姿变得更加挺拔。
2. 充分扩展胸腔，使呼吸更加顺畅，缓解胸闷与呼吸急促。

蝗虫式

步骤

在海豚式的基础上，伸直双腿即可。大腿前侧
内旋。

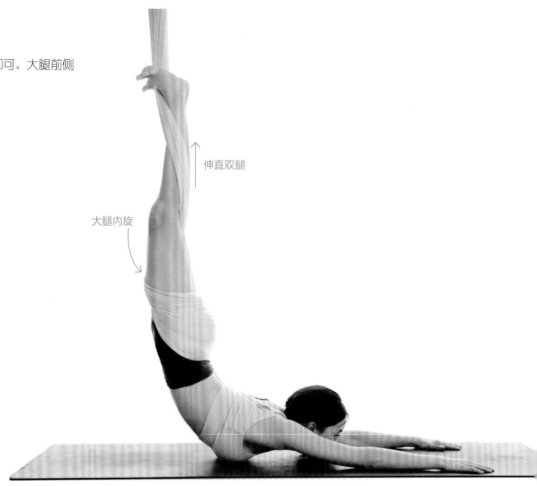

伸直双腿

大腿内旋

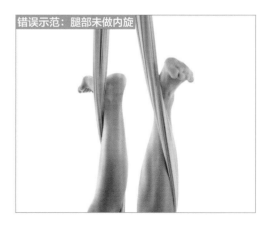

错误示范：腿部未做内旋

孔雀式

步骤

在蝗虫式的基础上，双腿内侧紧贴吊床并向后
伸直即可。

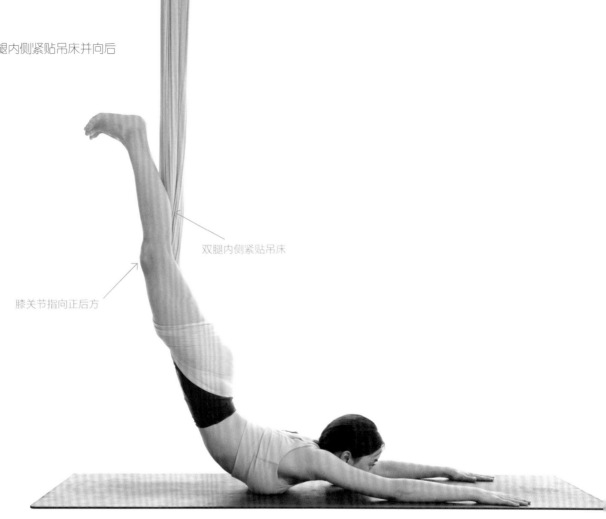

双腿内侧紧贴吊床

膝关节指向正后方

 注意事项

保持大腿内旋趋势，膝关节指向正后方。

功效

在扩展胸腔的同时，帮助紧实双腿，美化腿部
线条。

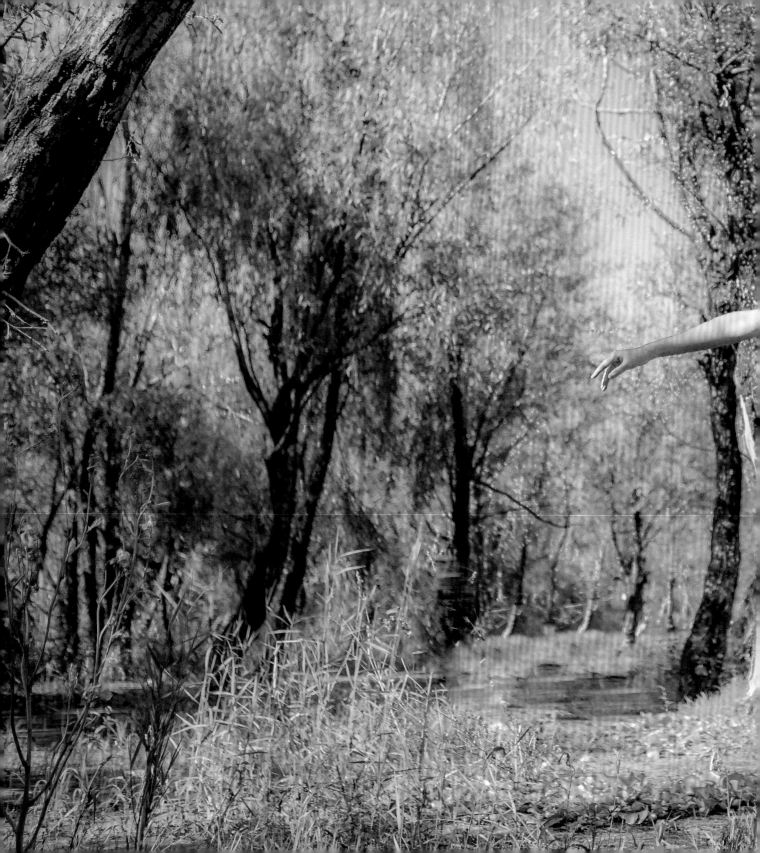

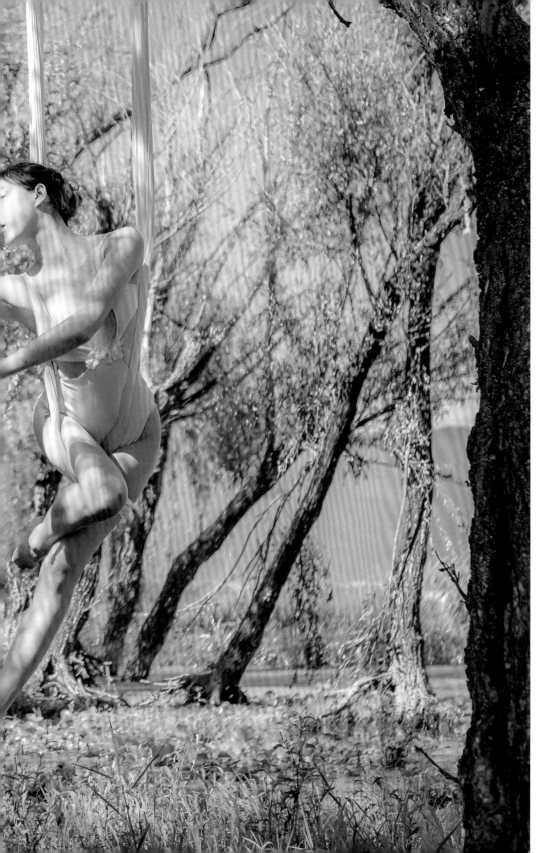

04

适合高级练习者的体式练习

——高空位练习

站立体式

我们脚下的重力牵引有可能会伸展到脊柱的上部，这种延伸也允许我们释放脊椎之间的张力。引力就像磁铁吸引我们来到地球上，但这种吸引力不仅牵引我们向下，它也允许我们向相反的方向伸展到天空。

幻椅式

步骤

1. 肩部吊带准备，将吊床置于肩胛骨处。双脚分开与髋同宽。膝盖指向正前方。保持腹部收紧，坐骨下沉，背部挺直。
2. 吸气，手臂上举，双手绕过吊床于前方合掌。扩展胸腔，眼睛看向正前方。保持 3 到 5 次呼吸，完成后身体缓慢回正。

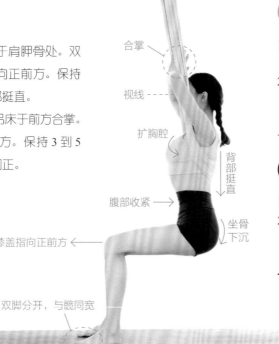

合掌
视线
扩胸腔
背部挺直
腹部收紧
坐骨下沉
膝盖指向正前方
双脚分开，与髋同宽

⚠ 注意事项

1. 避免骨盆过度前倾或后倾。双肩下沉，避免耸肩，帮助稳定脊柱。
2. 髋关节可略微外旋。在半蹲体位的练习中，避免膝关节过度回旋，以降低半月板受伤的概率。

☀ 功效

1. 伸展脊柱，缓解肩部僵硬。
2. 扩展胸腔，提升横膈膜，柔和按摩心脏。加强腿部和脚踝力量，使腿部肌肉得到均衡发展，纠正腿部畸形。

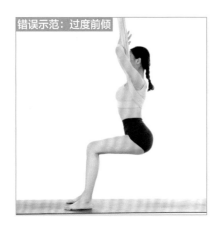

错误示范：过度前倾

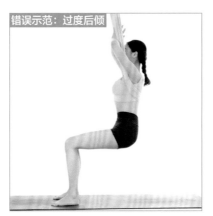

错误示范：过度后倾

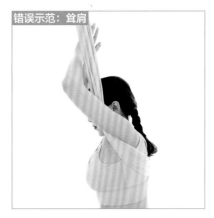

错误示范：耸肩

菩提树式

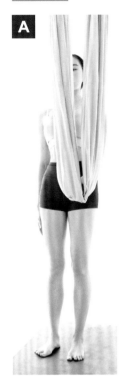

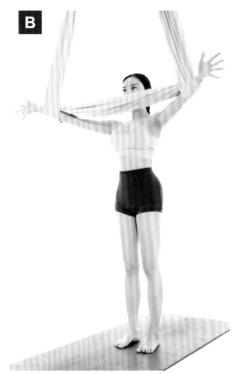

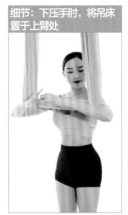

细节：下压手肘，将吊床置于上臂处

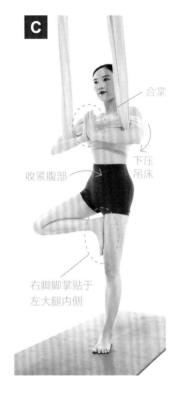

合掌

下压吊床

收紧腹部

右脚脚掌贴于左大腿内侧

步骤

① 站立于吊床后侧，左腿正对吊床。

② 双手由吊床外向内穿过后，手臂两侧打开并下压手肘，将吊床置于上臂处。

③ 左腿单腿站立于吊床正下方，吸气，屈右膝，右脚脚掌贴于左大腿内侧。双手于胸前合掌。眼睛看向正前方，通过手臂下压吊床，同时上提胸腔，抬高胸部前侧绳带，借助吊床帮助脊柱纵向伸展。保持 5 次均匀的呼吸，换另一侧练习。

 注意事项

1. 在保持过程中，支撑腿同侧的髋关节内旋内收，另一侧髋关节外旋外展。支撑腿一侧足底的内侧与外侧均匀用力压地。

2. 耻骨肌用力不正确会导致骨盆侧倾。

3. 收紧腹部，避免过度伸膝，感受腹股沟区域的伸展，防止骨盆过度前倾。

功效

1. 加强腿部、脚踝及核心力量。提高平衡感和专注力。

2. 伸展脊柱，矫正不良姿态。

错误示范：足内翻

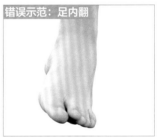

错误示范：足外翻

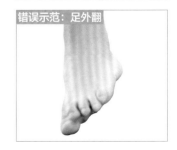

侧向芭蕾式

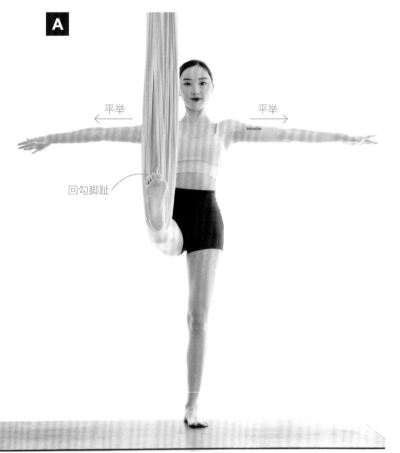

A

平举 ←

平举 →

回勾脚趾

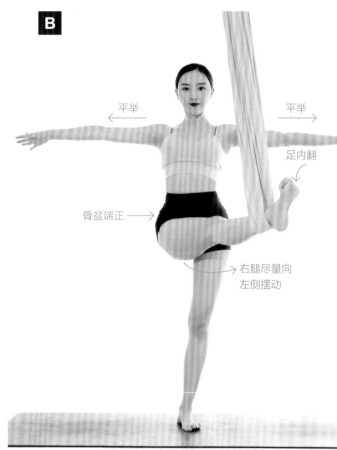

B

平举 ←

平举 →

足内翻

骨盆端正 →

右腿尽量向
左侧摆动

步骤

1. 站立于吊床后侧，右腿正对吊床。吸气，
   抬起右腿，右脚脚踝放于吊床之上，回勾
   脚趾，双臂平举。

2. 呼气，尽自己最大的能力使右腿向左侧摆
   动，同时做足内翻。双臂平举，保持骨盆
   端正，肚脐指向正前方。

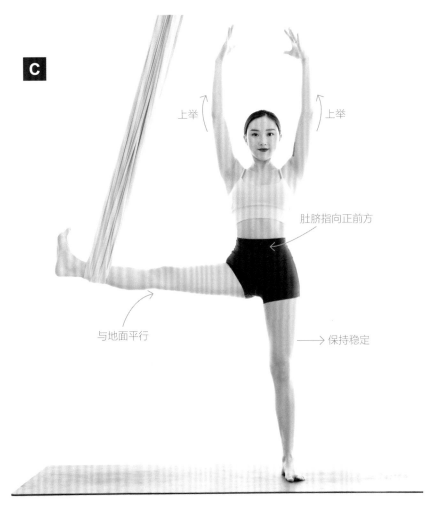

C

上举

上举

肚脐指向正前方

与地面平行

保持稳定

❸ 吸气回正，呼气，最大限度地向右摆动，
同时上举手臂。

❹ 保持 5 次均匀的呼吸，换另一侧练习。

⚠ 注意事项

支撑腿保持稳定，肚脐始终指向正前方。

☀ 功效

1. 强化全身的平衡系统，强化核心力量。
2. 激活腿部内收肌群，调整臀腿外侧、后侧肌
肉群的状态，矫正不良腿形，对于 O 形腿有
很好的改善作用。

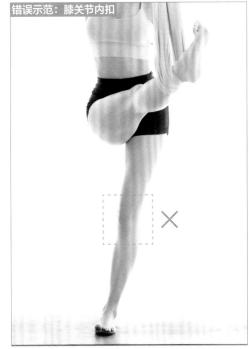

错误示范：膝关节内扣

卧天鹅式

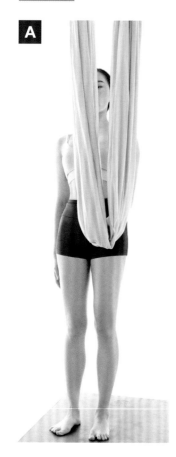

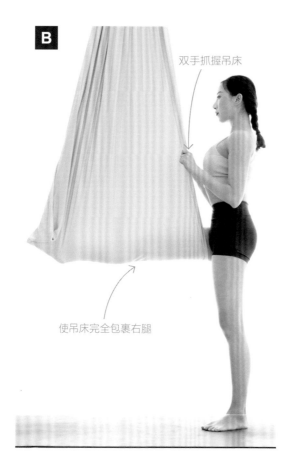

双手抓握吊床

使吊床完全包裹右腿

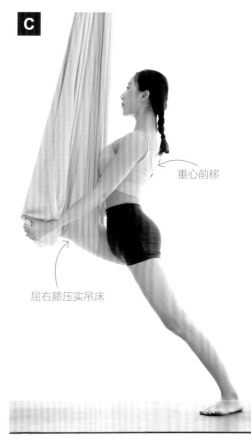

重心前移

屈右膝压实吊床

步骤

❶ 站立于吊床后侧，左腿正对吊床，展开吊床。

❷ 吸气，抬右腿落于吊床内，使吊床完全包裹住右腿。双手抓握吊床。

❸ 呼气，屈右膝，右腿压实吊床，重心前移。

功效

1. 缓解久坐不适，很多人有跷二郎腿的习惯，长时间跷二郎腿坐后会有腰、臀酸痛的感觉，通过这个动作可以帮助缓解这种疼痛。
2. 改善不良腿形，对于假性胯宽有矫正作用。

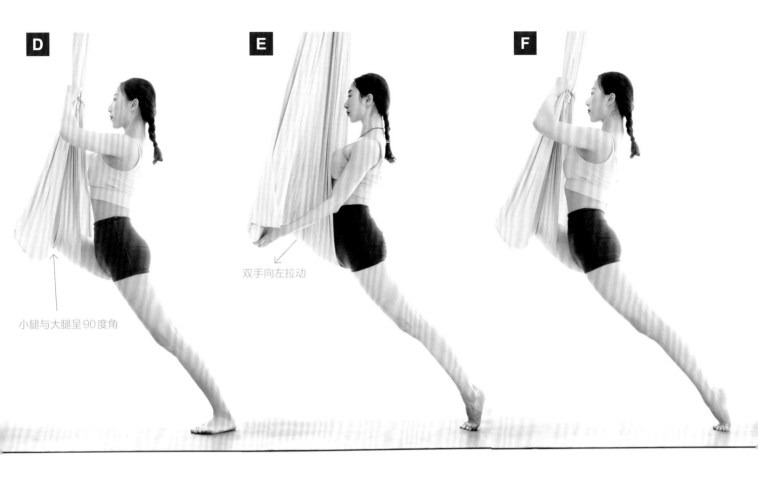

小腿与大腿呈90度角

双手向左拉动

④ 右侧小腿向前推送，平行于垫面前端，与大腿呈 90 度角。也可以尝试双手扶住小腿向上、向左侧拉动，同时腿部反方向用力。上半身前倾并靠近小腿。踮脚尖，伸展膝关节，保持身体平衡。

注意事项

1. 在拉动小腿的过程中建立对抗，以更好地建立本体感受，助于拉伸。
2. 支撑腿大腿稍做内旋，使髋部摆正。

弓步式

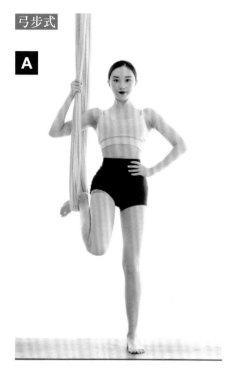

A

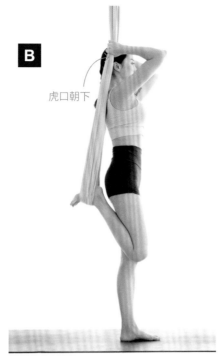

B

虎口朝下

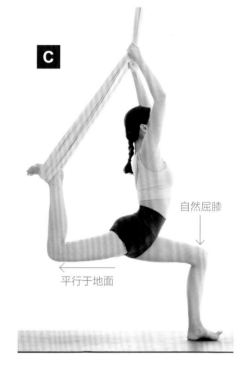

C

自然屈膝

平行于地面

步骤

① 站立于吊床中垂线左侧。吸气，屈右膝，右脚向后回勾吊床后转身回正。双手向上，虎口朝下抓握住吊床两侧。

② 呼气，启动臀腿肌肉的力量，将右腿向后向上抬起，大腿平行于地面，左腿自然屈膝。

保持 5 次均匀的呼吸，换另一侧练习。

功效

1. 强健腿部和脚踝，激活髋屈肌群，调整腿部形态，美化臀部，利用吊床更好地激活深层肌群，加强训练效果。

2. 伸展肩膀和胸部。

3. 消除背部紧张与酸痛，促进肾脏健康。

注意事项

1. 后侧腿优先募集臀大肌力量，带动髋关节伸展，腿部屈膝上抬。配合腰小肌与腹直肌共同作用，防止腰椎段过度运动，伸展胸椎。

2. 后侧腿避免过分翻髋，防止骶髂关节活动过大和腰椎段过分承压，避免腿部外旋，膝盖指向正后方。

3. 膝关节、腰部、肩部有伤的患者谨慎练习。

小贴士

在完成此类动作中我们需要调动更多的专注力。"专注"这个词很多瑜伽老师都会反复提到，但是很难做到。"专注"确实是最简单、最有效的训练方法。

舞蹈式

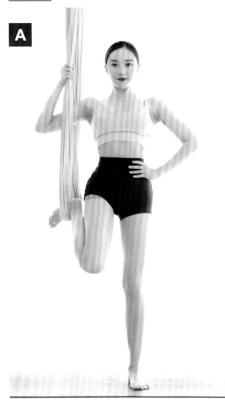

A

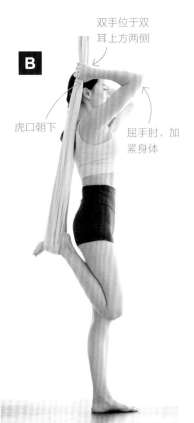

B

双手位于双
耳上方两侧

虎口朝下

屈手肘，加
紧身体

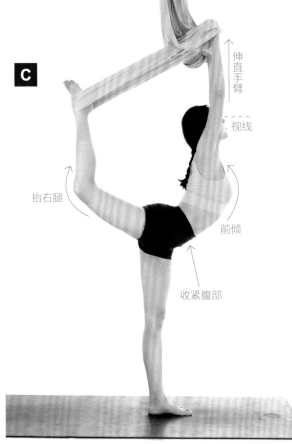

C

伸直
手臂

视线

抬右腿

前倾

收紧腹部

步骤

❶ 站立于中垂线左侧。屈右膝，右脚向
后勾住吊床。

❷ 转身，双臂向上举起。屈手肘，双手向
后反抓吊床，虎口朝下。双手沿吊床
滑落于双耳上方两侧，手肘夹紧身体。

❸ 吸气，缓慢向上抬高右腿，同时向上
伸直手臂。
上半身前倾。眼睛看向正前方。

(!) 注意事项

充分扩展与上提胸腔可减少腰椎段积累的压
力。与此同时，腹直肌和腹外斜肌对抗脊柱伸
肌，也可以防止腰椎过度运动。

(☼) 功效

1. 伸展肩部和胸部，缓解上背部紧张。胸部的
扩展和肩部的伸展可以防止肩部附近骨质
钙化。

2. 伸展大腿、腹股沟和腹部。强健腿和脚踝。
锻炼平衡感，培养意志力。

空中树式

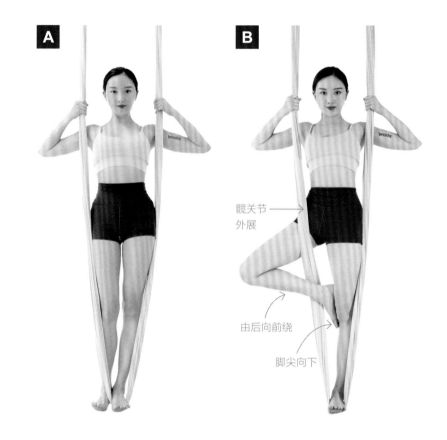

A

B

髋关节
外展

由后向前绕

脚尖向下

步骤

❶ 呈空中站姿站立于吊床上，左腿支撑，右
脚贴靠吊床右侧。

❷ 呼气，右脚由后向前绕过吊床，贴靠左大
腿（膝关节或小腿）内侧，脚尖向下。髋
关节外展。

☼ 功效

1. 提高平衡能力。
2. 锻炼核心肌群，强化深层核心力量。
3. 矫正不良体态，改善长短腿、高低骨盆。

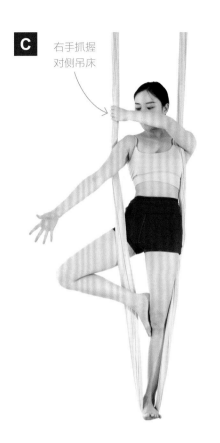

C 右手抓握
对侧吊床

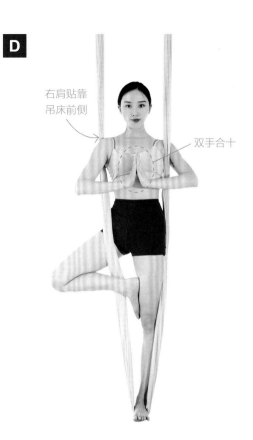

D 右肩贴靠
吊床前侧

双手合十

❸ 左手抓握对侧吊床，使得右手臂及
右肩关节向前穿过吊床，右肩贴靠
吊床前侧。双手于胸前合十。
保持5次均匀的呼吸，换另一侧
练习。

⚠ 注意事项

1. 退出时，先使右手臂及右肩重新退回至吊床后
   侧，再换左脚踩于吊床之上，换另一侧练习。
2. 在保持体式时，支撑腿同侧髋关节内旋内
   收，同侧脚掌内侧压实吊床，脚尖指向正前
   方；非支撑腿同侧髋关节外旋外展。

🧘 小贴士

通过吊床感受身体的均匀用力，细细体会
从足底至头顶向上伸展的感受，让岁月在
身体里不留痕迹。

错误示范：
脚尖向外转动

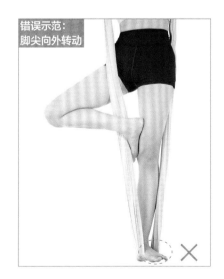

勇者式

步骤

① 站姿准备，双脚站立于吊床上，双手向上抓握吊床，屈手肘。吸气，背阔肌发力，启动臀腿力量使双腿向两侧分开。

② 双腿分开约两倍肩宽，左脚趾尖向外侧转动。呼气，屈左膝，左膝贴靠吊床。伸直右腿。右手臂向右侧伸展，掌心向前。
保持 5 次均匀的呼吸，换另一侧练习。

⚠ 注意事项

1. 在完成此体式时，右腿的支撑显得尤为重要。右腿髋关节外旋、臀中肌和臀小肌太弱或过于紧张均会造成右腿支撑力不足。

2. 弯曲的膝关节应位于踝关节的正上方，以避免给膝关节造成压力。

☼ 功效

帮助收紧大腿外侧及臀部的肌肉，伸展大腿内侧内收肌，加强腿部力量。

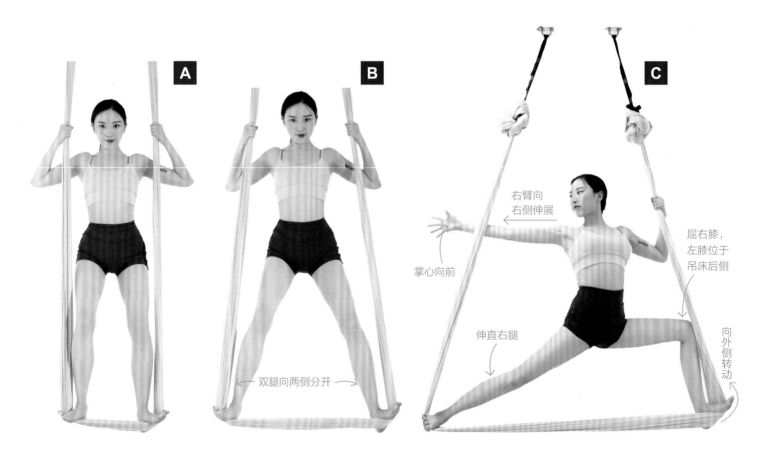

A

B

右臂向右侧伸展

掌心向前

C

屈右膝，左膝位于吊床后侧

伸直右腿

向外侧转动

双腿向两侧分开

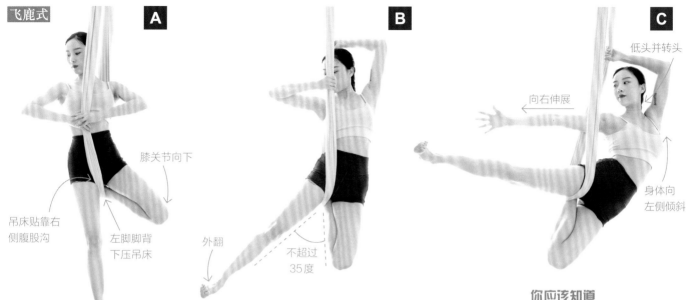

飞鹿式

A 膝关节向下
吊床贴靠右侧腹股沟
左脚脚背下压吊床

B 外翻
不超过35度

C 低头并转头
向右伸展
身体向左侧倾斜

步骤

❶ 侧向跨立于吊床中垂线处。屈左膝，左脚脚背下压吊床，膝关节向下。调整吊床使其贴靠右侧腹股沟处。

❷ 左肩从吊床中间穿过，左手向后反手抓握后侧吊床。保持躯干直立，右脚向前移动一小步并做外翻动作，同时缓慢向右侧移动并上抬。不必抬至过高的位置，不超过35度，以更好地激活臀中肌。

功效

1. 建立臀中肌力量，改善脊柱侧弯。
2. 伸展侧腰，美化腰部曲线。
3. 增强腿部及核心力量。增强身体的控制力和平衡感。

❸ 呼气,身体向左侧倾斜至背部完全离开吊床，保持腿部的状态，右手臂向右侧伸展，右肩靠向身体后侧吊床。收下颌，稍作低头，眼睛看向右手指尖。

保持5次均匀的呼吸，换另一侧练习。

注意事项

1. 收紧腹部，肋骨从下缘至上缘内收。
2. 脚踝、膝关节及腰部有伤患者谨慎练习。

小贴士

通过这样的练习，激活体侧肌群，也会起到提拉面部、淡化法令纹的效果哦。借助吊床，使身体保持平衡，提升训练效果。

你应该知道
为什么要锻炼臀中肌?

臀中肌会帮助你拥有一个浑圆的蜜桃臀。由于它负责外展和内旋髋关节，因此当对侧下肢抬高时它还能帮助稳定骨盆。所以，对于每一次的行走、单腿站立来说，臀中肌那可真的是可以获得最佳劳模奖。臀中肌的无力或麻痹会直接导致骨盆失稳，因为在行走中，臀中肌通过在下肢离地和摆动时外展和保持水平来稳定骨盆。若其激活不足，骨盆就会在行走时不稳，出现侧斜或回旋，进而引发腰痛。

燕尾蝶式

步骤

1. 空中站姿站立于吊床上，左腿支撑，右腿贴靠吊床。

2. 右手扶住吊床，调整左肩至吊床前侧，左手由外向内缠绕吊床并向下抓握。右手依照相同的步骤完成抓握。

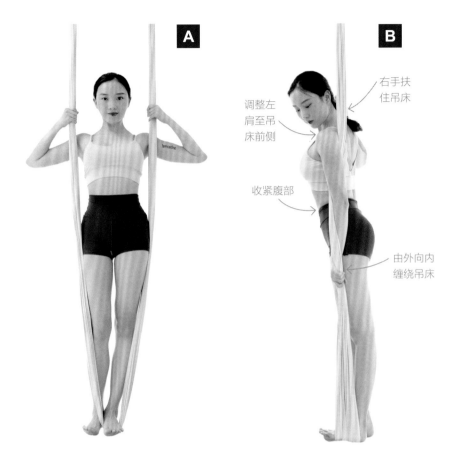

A

B

右手扶住吊床

调整左肩至吊床前侧

收紧腹部

由外向内缠绕吊床

 功效

1. 加强背部肌群力量，建立肩带力量，缓解背痛。

2. 激活胸小肌，改善驼背扣肩，塑造傲人挺拔的身姿。

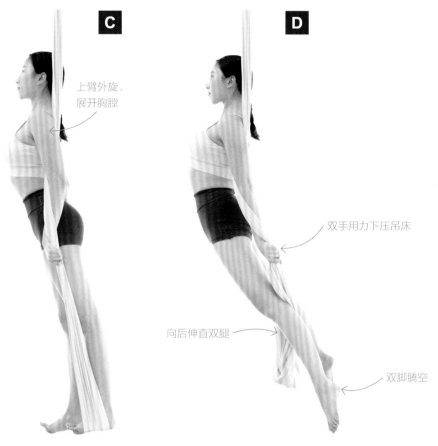

C

上臂外旋,
展开胸腔

D

双手用力下压吊床

向后伸直双腿

双脚腾空

❸ 上臂外旋,展开胸腔,内收肩胛骨。

❹ 双手用力下压吊床,同时向后伸直双腿,双脚腾空。保持 5 次均匀的呼吸,重新站立于吊床上。

注意事项

1. 避免耸肩、弓背。需要调动更多背部力量完成练习。
2. 手腕有伤的患者避免练习。如手腕压力过大,可加上臂外旋的程度,或通过老师的辅助完成练习。
3. 如感受腰部受压过大,可减弱双腿向后抬高的幅度。

你还应该知道

为什么要建立肩带力量?

　　肩带由四个部分组成:锁骨、肩胛骨、肋骨与肱骨。肩带会带动脊柱产生连锁反应,反之,脊柱的功能也会影响肩带的位置。若肩带功能缺失就会造成驼背含胸、圆肩探头的不良体态,同时还可能引发肩颈酸痛,脑供血不足的问题。

　　通过训练可加强肩带力量,特别是肩胛骨的内收肌。很多女孩子在青春期时,会因为身体发育,身体形态发生改变,导致心理上会出现一些变化。她们可能会出现一些害羞或自卑的情绪,开始喜欢驼背、低头,这些不好的姿势使脊柱正常的排列受到影响。通过这些训练,可以更好地建立起挺拔身姿的根基。

坐立体式

无论你喜欢什么样的空中瑜伽姿势，都能在控制平衡的状态下站立或坐立于吊床中，然后舒服地进入体位。它能让我们恢复自然的、有弹性的张力潜能。

浮动船式

步骤

❶ 将吊床对折一次，开口一侧靠近臀部。

功效

1. 减少腹部，特别是下腹积累的脂肪。随着年龄的增长，很多女性小腹突出、鼓胀。这不仅会影响体态，同时也会影响女性的生理周期，使皮肤变得蜡黄暗淡光。而在日常的仰卧起坐练习中，我们感受到更多的是来自于上腹部的训练，通过该体式可以更好地进行下腹部的训练，同时屈双膝完成也能够更好地激活腰大肌，预防腰痛。
2. 减少手臂及双腿积累的多余脂肪。
3. 帮助肺部扩张，改善气促与胸闷。

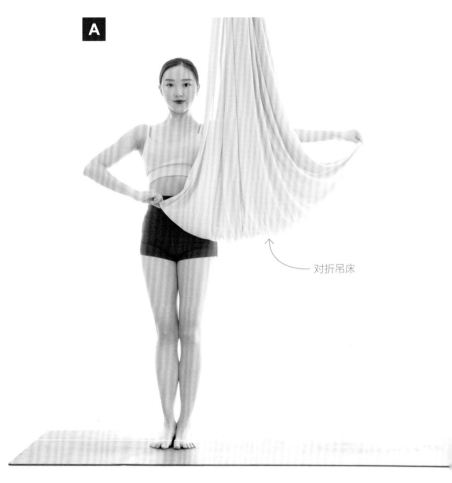

A

对折吊床

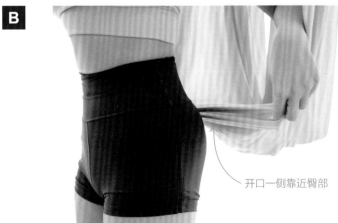

B

开口一侧靠近臀部

❷ 臀部坐在吊床中，身体稍向后仰。坐骨下沉，双腿向前伸直。双臂于吊床外两侧平举，与地面平行。

❸ 吸气时，胸腔上提，延展脊柱，屈双膝，大腿面靠近胸腹部。呼气，身体落回吊床，伸直双腿，放松。

C

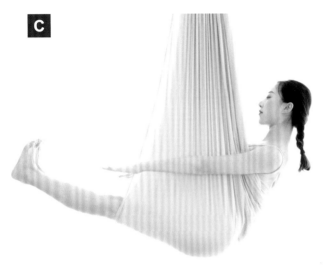

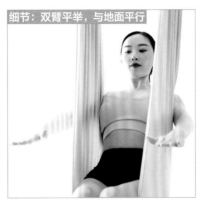

细节：双臂平举，与地面平行

D

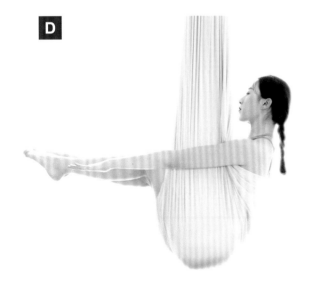

 注意事项

1. 在完成步骤❷时，吸气，上提胸腔，同时起身、抬腿。呼气，下落。通过吸气时，胸腔上提使脊柱尽可能保持伸展，避免脊柱过度弯曲。减少对脊柱的压力，增强核心肌肉耐力。

2. 若在练习中感觉颈部过于紧张，静态保持即可，保持胸腔上提的状态。

小贴士

在训练时我们还会发现，对于腹直肌下部，也就是我们经常说的小腹其实很难找到用力的感觉，相比之下上腹部的训练会更容易一些。在空中瑜伽中，我们可以用浮动船式进行"反向呼吸训练"，以更好地激活下腹部肌肉。

进阶变体

保持双腿伸直。吸气时，收紧腹部，坐立起身，胸腔上提，延展脊柱，下压手臂，同时抬腿向上，与上半身成 V 字。呼气，上半身落下。

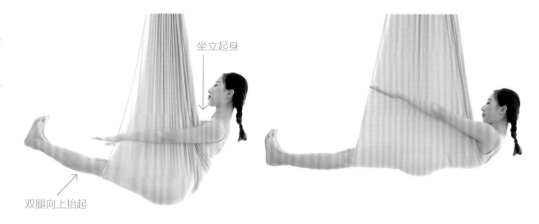

坐立起身

双腿向上抬起

退阶变体一

保持双腿伸直并落于吊床上。吸气时，收紧腹部，坐立起身，胸腔上提，延展脊柱，下压手臂。双腿保持不动，呼气，上半身落下。

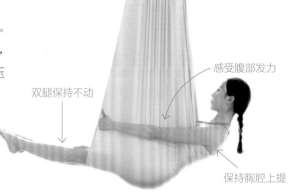

感受腹部发力

双腿保持不动

保持胸腔上提

退阶变体二

屈膝放松，大腿落于吊床上，小腿自然悬垂。吸气时，收紧腹部，坐立起身，胸腔上提，延展脊柱，下压手臂。双腿保持不动。呼气，上半身落下。

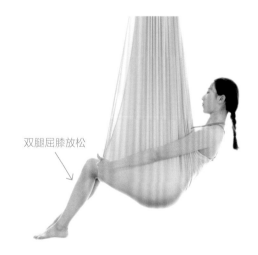

双腿屈膝放松

坐姿扭转式

步骤

1. 将吊床对折两次。坐立于吊床内，吊床包裹臀部与大腿。

2. 吸气，双手握住吊床向上延展脊柱，呼气时，保持骨盆稳定，向右、向后扭转身体，左手握右侧吊床，右手向右后侧伸展。吸气，延展脊柱，呼气时，右手继续带动身体加深扭转幅度，左手向相反的方向拉动吊床，与之形成对抗。吸气缓慢回正，换另一侧练习。

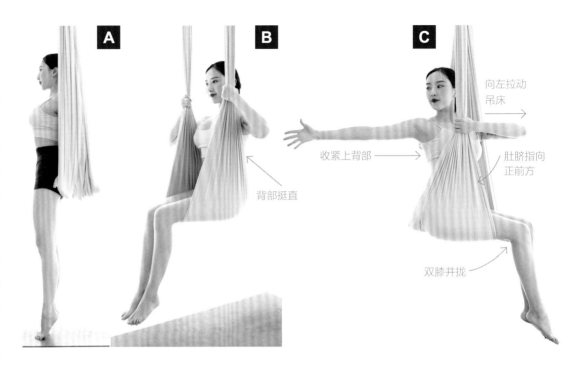

A

B 背部挺直

C 向左拉动吊床 · 收紧上背部 · 肚脐指向正前方 · 双膝并拢

⚠ 注意事项

1. 坐立于吊床中，首先保持脊柱的直立，扭转时，先伸展脊柱，扩展脊柱空间，进而加深扭转幅度，保持脊柱自然垂立。

2. 扭转过程中，保持骨盆稳定不动，双膝对齐，肚脐朝向正前方。

3. 处于经期的女性应避免练习。

☀ 功效

1. 扩展胸腔，加强胸椎的灵活度，同时加强背部力量。纤细腰围，美化腰线。

2. 增强腹部器官的血液循环能力，有助于消化和排除毒素，保持健康。

细节：吊床包裹臀部与大腿

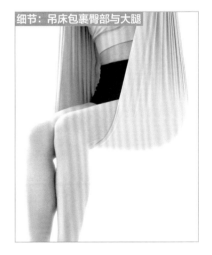

卧姿体式

超人式

步骤

① 站立于中垂线后侧,展开吊床。屈左膝,左腿落于吊床内,双手抓住吊床前端向上拉至与肩部同高的位置,并向两侧展开。

② 呼气,手臂向前伸直的同时身体扑向吊床之中,向后伸直左腿,使身体俯卧于吊床中,调整吊床前侧边缘置于腋下。向前伸直手臂,掌心相对。

本体式可连接其他侧卧及仰卧的姿势。

 注意事项

1. 进入俯卧时,双手伸直向前、身体扑入吊床与左腿向后伸直应同时进行。

2. 特别注意:在吊床内做收腹动作,同时感受腰部两侧肌肉向肚脐方向收紧,预先激活腹部。上半身抬起的幅度不易过大,以更好地激活深层核心肌——多裂肌的力量。

 功效

1. 增强腰腹核心肌力,有助于更好地稳定脊柱。有效预防与缓解腰椎间盘突出症。

2. 伸展脊柱,拉伸腹部与髋屈肌群。缓解久坐不适。伸展背阔肌、胸小肌,帮助塑造挺拔的身姿。

小贴士

在完成手臂上举动作时,若腹横肌与肩带肌肉无力,则会连带骨盆的过度前倾,使得在这个动作中感受到下腰背部的酸痛。加强腹横肌肌力,减少在上举手臂时骨盆过度前倾的动作,减少竖脊肌的代偿,缓解腰痛。

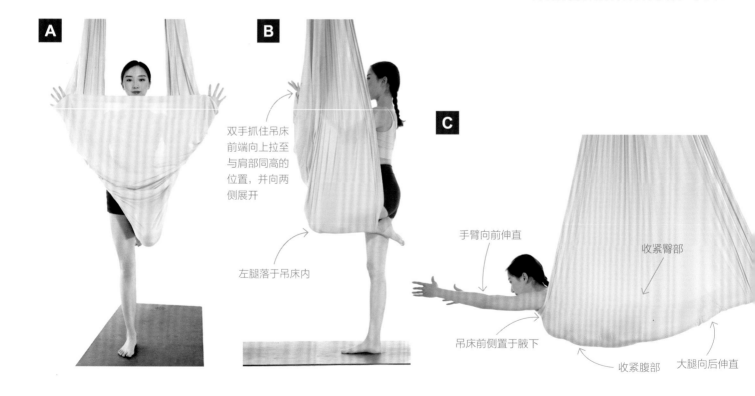

双手抓住吊床前端向上拉至与肩部同高的位置,并向两侧展开

左腿落于吊床内

手臂向前伸直

吊床前侧置于腋下

收紧臀部

收紧腹部

大腿向后伸直

浮动蛇式

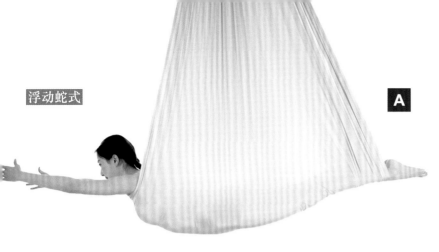

A

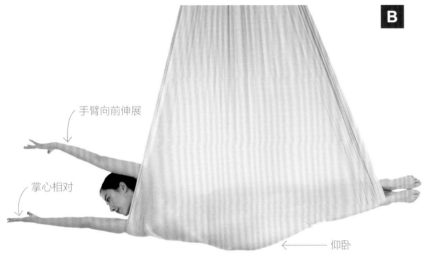

B

手臂向前伸展

掌心相对

仰卧

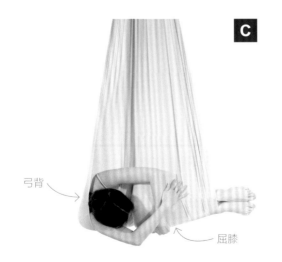

C

弓背

屈膝

步骤

① 超人式进入。

② 呼气，翻转身体侧卧。调整，使吊床包裹住肩部，手臂向前伸展，掌心相对。呼气，屈膝，弓背，大腿面贴靠胸腹部。吸气，伸直双腿，伸展腹部。

（！）**注意事项**

1. 稳定颈部，避免过分伸展或收缩，放松喉咙。
2. 练习者自由呼吸时可以有效地完成这个动作，并且脊柱可以轻松伸展。

（☀）**功效**

这个练习可以使身体获得一种全新的重力体验。当身体从拱起状态逐渐伸展时，你会感受到腹部肌肉的离心收缩，在退回时也利用了离心收缩。在练习中，重力来源于平衡，既不是利用重力，也不是克服重力。

跳跃与旋转体式

　　当我们借助吊床完成跳跃与旋转的动作时，我们似乎会从中得到一个启示：我们不是在被重力束缚，而是利用了重力的力量。

引体坐落

步骤

① 站立于吊床中垂线前侧，双手向上抓握吊床，手臂伸直。

② 屈肘下拉，抬双腿做引体向上。

③ 控制身体，缓慢落坐于吊床上。

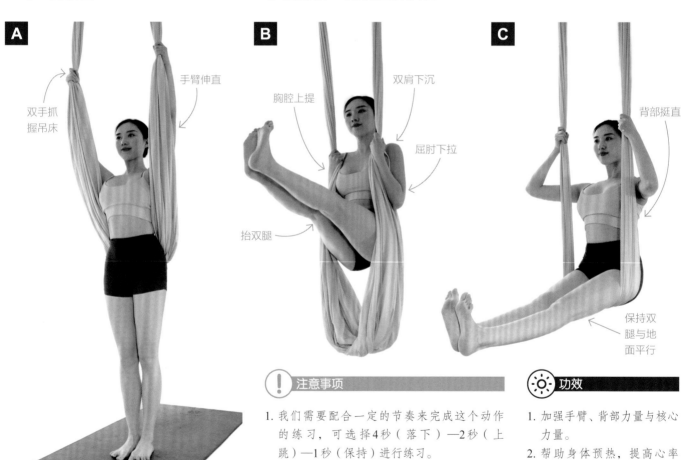

A
双手抓握吊床
手臂伸直

B
胸腔上提
双肩下沉
屈肘下拉
抬双腿

C
背部挺直
保持双腿与地面平行

⚠ **注意事项**

1. 我们需要配合一定的节奏来完成这个动作的练习，可选择4秒（落下）—2秒（上跳）—1秒（保持）进行练习。

2. 下拉吊床的过程中，保持胸腔伸展，启动更多中下斜方肌与背阔肌的力量，避免含胸、耸肩。

☀ **功效**

1. 加强手臂、背部力量与核心力量。

2. 帮助身体预热，提高心率和呼吸率。

3. 减少对空中训练的恐惧。

引体摆跃

步骤

❶ 站立于吊床中垂线前侧，双手向上抓握吊床，手臂伸直。

❷ 屈手肘，引体向上，同时屈右膝，跳向右侧。右脚落地屈左膝，左腿向上抬起。

❸ 控制身体，缓慢落于中央，换另一侧练习。跳向左侧，至左脚落地，屈右膝上抬。

注意事项

1. 我们需要更有控制地完成跳跃练习。

2. 下拉吊床的过程中，保持胸腔伸展，启动更多中下斜方肌与背阔肌的力量，避免含胸、耸肩。

功效

1. 加强手臂、背部力量与核心力量。

2. 帮助身体预热，提高心肺功能，减少脂肪。

3. 提高大脑觉醒度及对身体的控制能力。

小技巧

沉肩动作可以更好地帮助稳定脊柱。

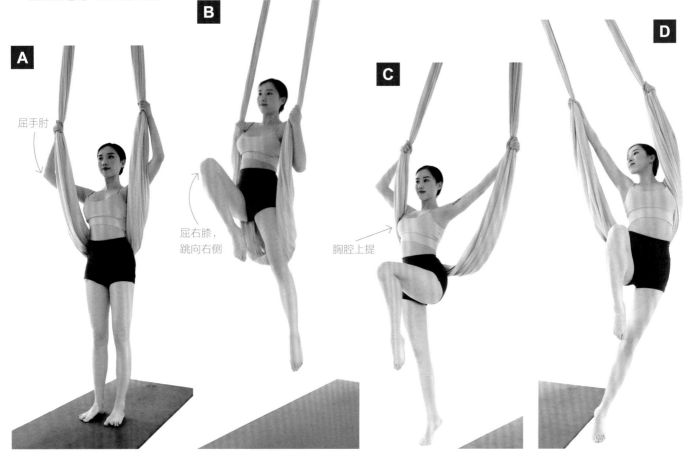

A — 屈手肘

B — 屈右膝，跳向右侧

C — 胸腔上提

D

背带式

步骤

1. 站立于中垂线前侧，双手抓握吊床前侧边缘并上举，双手分开大于肩宽。
2. 屈手肘，使吊床前侧包裹住双肩和双臂，肘关节向下。
3. 呼气，上半身前倾向下，收紧腹部，推送臀部向上，双脚离地。
4. 身体继续翻转，臀部向下落于吊床中。
5. 呼气，伸直双腿，伸展并放松身体。

功效

1. 培养顽强的意志，改善在不同空间判断方位的能力。
2. 提高身体的柔韧性和协调性。

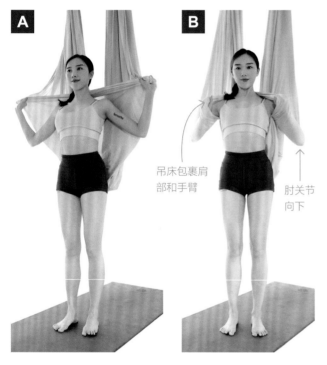

吊床包裹肩部和手臂

肘关节向下

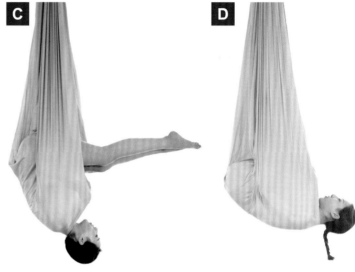

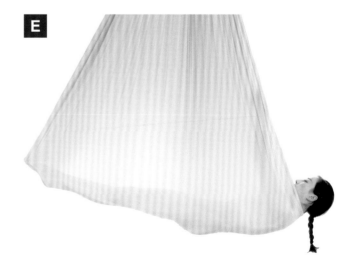

! 注意事项

1. 在此体式中，身体空翻进入吊床，握力给完成此体式提供了重要的支持，然而核心的力量更为重要。难点在于如何通过腹部的力量将臀部向上推送，使身体倒置。
2. 在完成步骤 2 时，避免吊床在背部后侧形成一束，应把吊床充分展开，使之完全包裹住背部，吊床应有足够的空间容纳身体。

蝙蝠式

步骤

1. 超人式进入。

2. 翻转身体仰卧于吊床中，吊床边缘包裹住双肩，头部从吊床中伸出，下颌微收。

3. 双臂向上伸直抓握吊床内侧，手臂内转。吊床另一侧覆盖双脚或小腿，但不超过双膝。

4. 吸气，双腿向上抬起。呼气，双腿并拢向头部后侧翻越至头部上方。脊柱倒置，与双腿约呈 90 度角。

5. 呼气，双腿向下落，吸气时身体完全展开呈直线，收紧腹部，避免塌腰。保持 5 次均匀的呼吸。依次退回。

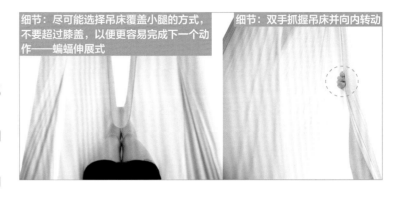

细节：尽可能选择吊床覆盖小腿的方式，不要超过膝盖，以便更容易完成下一个动作——蝙蝠伸展式

细节：双手抓握吊床并向内转动

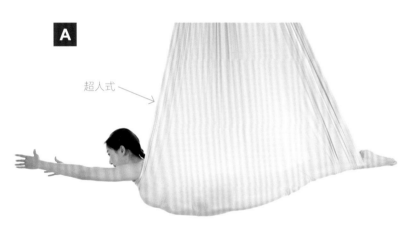

A

超人式

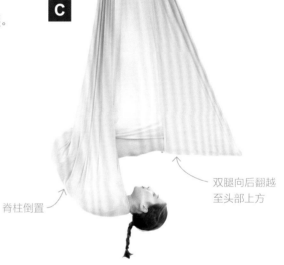

C

脊柱倒置

双腿向后翻越至头部上方

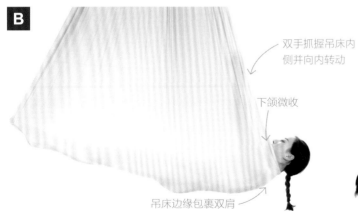

B

双手抓握吊床内侧并向内转动

下颌微收

吊床边缘包裹双肩

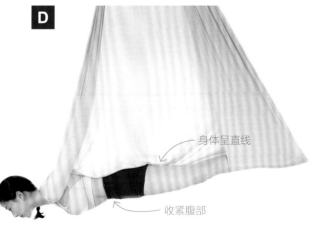

D

身体呈直线

收紧腹部

蝙蝠伸展式

步骤

在蝙蝠式的基础上，右脚落地，伸直右腿，髋部下沉，胸腔上提。

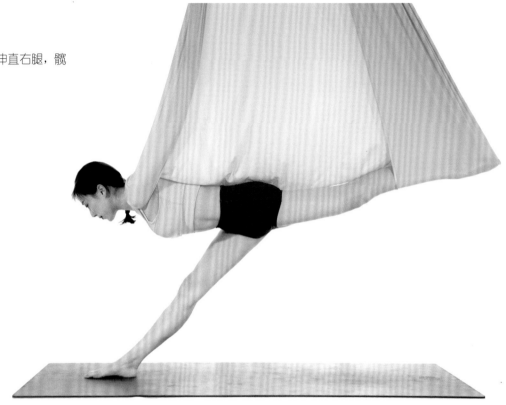

 注意事项

1. 在完成蝙蝠式步骤❷时，双手抓住吊床后，手臂向吊床内卷动，确保双手手臂及肩部均被吊床包裹。但避免吊床包裹至颈部，以免在后面的练习中勒住颈部。
2. 在整个过程中，始终保持对核心的控制力。注意保护头颈部，时刻提醒自己收紧腹部。
3. 在保持体式时，双脚脚背有意识地下压吊床。

功效

1. 强化核心区域的控制力。
2. 帮助扩展胸腔，灵活肩关节。

 小贴士

辅助方法 双脚前后分开站立于练习者旁边，向下俯身，双手从下方扶住练习者的双肩。引导练习者在呼气时将臀部向上推送完成翻转动作。在此过程中需要辅助者保持双手始终扶住练习者的双肩，并随之向前移动。

小球式

步骤

❶ 站立于吊床中垂线后侧，双手向上抓握吊床，双手与双耳等高。

❷ 屈手肘，引体向上，屈膝并向后翻转，大腿面始终靠近胸腹部。

❸ 控制身体，双脚缓慢落地。

❹ 双臂于吊床内侧穿过，将吊床置于肩胛骨处，呈十字架式放松，调整呼吸。

⚠ 注意事项

在翻转结束后，配合十字架式放松的练习可以避免练习后头晕等不适的发生，低血压人群需要在十字架式中停留更长的时间。

☀ 功效

1. 灵活肩部，加强核心力量。
2. 帮助身体预热，增强对身体的控制能力与平衡感。

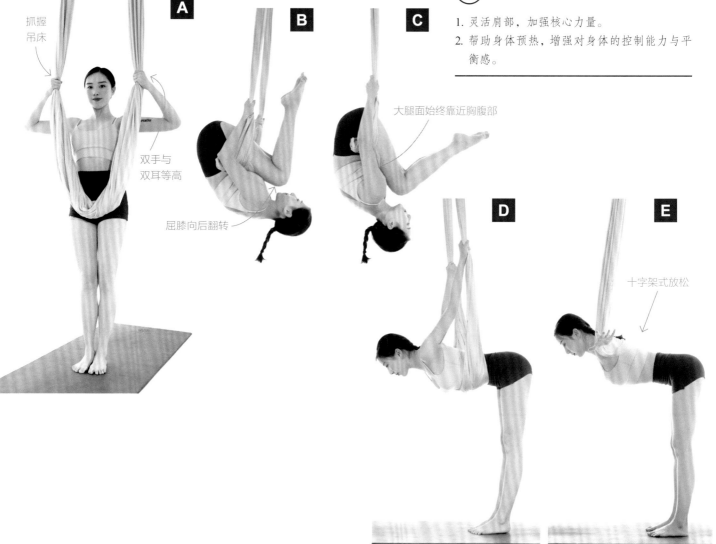

抓握吊床

双手与双耳等高

A

B

C

大腿面始终靠近胸腹部

屈膝向后翻转

D

E

十字架式放松

旋涡式

步骤

❶ 站立于中垂线后侧，展开吊床。吸气，抬左腿，完全落于吊床内。

❷ 双手抓握右侧吊床，左手在上，右手在下。呼气，屈左膝，左腿压实吊床，身体贴靠吊床。

❸ 吸气，收紧腹部，髋部上提，抬起右腿从吊床之间跨过。上半身直立，吊床于左侧腹股沟处，屈右膝，右脚贴靠左膝，左手向后伸展，右手抓握吊床，胸部贴靠面前的吊床，扩展胸腔。

！ 注意事项

1. 在完成转动时，髋部主动向上提起。双手抓握吊床时用背阔肌发力。
2. 脚背贴靠吊床，并不是用脚掌。

☀ 功效

1. 伸展大腿前侧及腹股沟的区域。
2. 伸展手臂内侧、扩展胸腔。

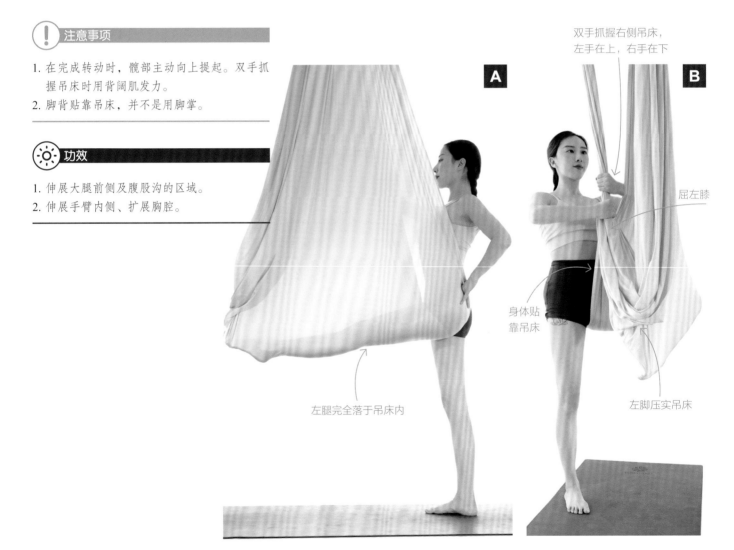

A

B

双手抓握右侧吊床，左手在上，右手在下

屈左膝

身体贴靠吊床

左腿完全落于吊床内

左脚压实吊床

④ 双手紧握面前吊床，左手在上，右手在下，伸直右腿。收紧腹部，髋部上提，右腿带动身体逆时针转动从吊床之间穿过，在转动的同时伸直左腿。

⑤ 屈右膝，右脚贴靠左膝，左手向后伸展，右手抓握吊床。

⑥ 退出时，重新双手抓握面前吊床，上半身向左侧倾斜，伸直左腿，右腿带动身体顺时针转动穿过吊床，重复两次，右脚着地。保持 5 次均匀的呼吸，换另一侧练习。

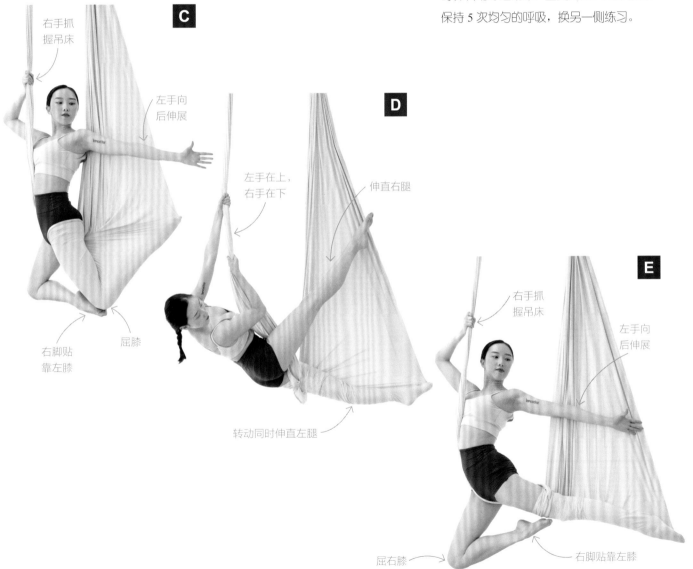

C

右手抓握吊床

左手向后伸展

右脚贴靠左膝

屈膝

D

左手在上，右手在下

伸直右腿

转动同时伸直左腿

E

右手抓握吊床

左手向后伸展

屈右膝

右脚贴靠左膝

飞蛾式

步骤

❶ 展开吊床，双脚分开侧向站立于吊床之中。

❷ 双脚外侧距吊床边缘一脚掌的距离。双手抓握面前的吊床。

❸ 呼气时，身体向左侧旋转，同时抬起右脚从吊床正中穿过。

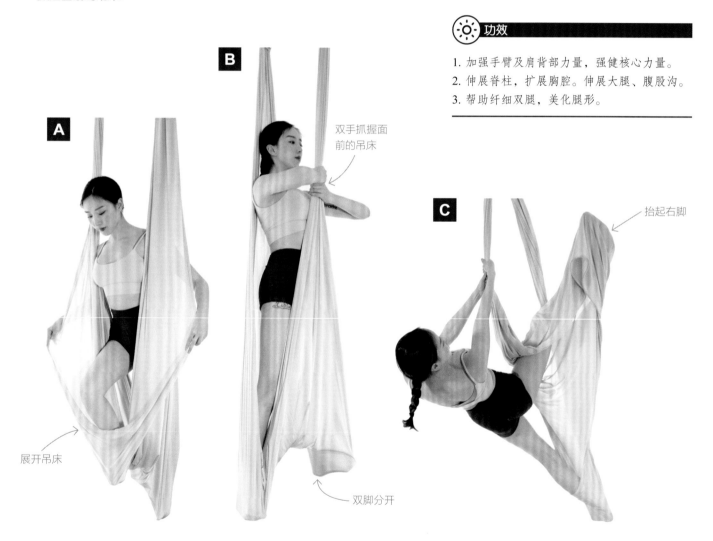

双手抓握面前的吊床

展开吊床

双脚分开

抬起右脚

🔅 **功效**

1. 加强手臂及肩背部力量，强健核心力量。
2. 伸展脊柱，扩展胸腔。伸展大腿、腹股沟。
3. 帮助纤细双腿，美化腿形。

④ 转动身体于吊床下方，保持双腿伸直。收紧腹部和臀部。双脚踩实吊床。呼气时，松开左手自然下垂，扩展胸腔。眼睛看向左手指尖。双脚向两侧打开到你可以的最大限度，肚脐转向左脚方向。保持 5 次均匀的呼吸。

⑤ 吸气，左手向上抓握吊床，身体向右侧旋转，同时抬起右脚于吊床正中间穿过。呼气，身体回正。臀部向下坐于吊床内，双腿向两侧伸直。解开双手，调整呼吸。换另一侧练习。

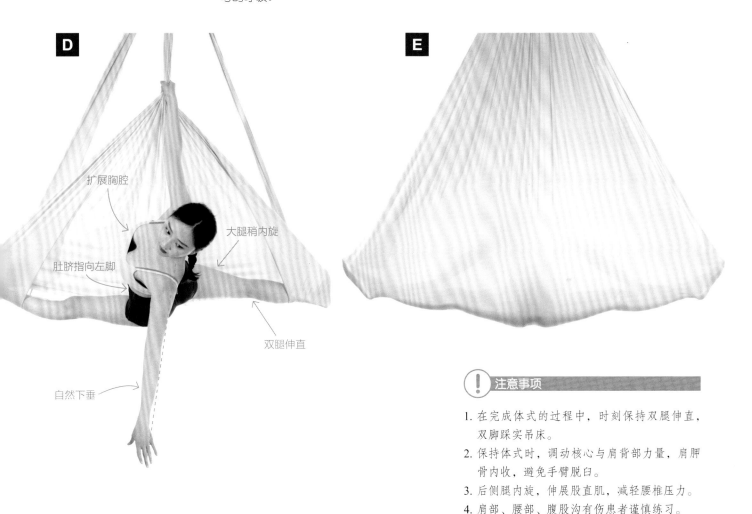

D
扩展胸腔
大腿稍内旋
肚脐指向左脚
双腿伸直
自然下垂

E

⚠ 注意事项

1. 在完成体式的过程中，时刻保持双腿伸直，双脚踩实吊床。
2. 保持体式时，调动核心与肩背部力量，肩胛骨内收，避免手臂脱臼。
3. 后侧腿内旋，伸展股直肌，减轻腰椎压力。
4. 肩部、腰部、腹股沟有伤患者谨慎练习。

倒立与后弯体式

在吊床中完成一个有利于释放压力的倒立或后弯动作时，仿佛你正在打开身体固有的弹性。同时它也在教会你如何倾听身体的运动潜能。

骆驼式

步骤

① 跪立于吊床前侧，吊床置于肩胛骨处。脚趾回勾，双膝分开与髋同宽。

② 屈手肘，双手十指交叉放于后脑勺处。吸气，上提胸腔，肩胛骨下压吊床，下颌微收。手臂向后伸展，拉伸胸部肌群。保持 5 至 8 次均匀的呼吸。

⚠ 注意事项

1. 收紧上背部，上提胸腔。腹部发力，保护腰部。避免骨盆前移。
2. 颈椎自然伸展，下颌对准两锁骨中间位置。

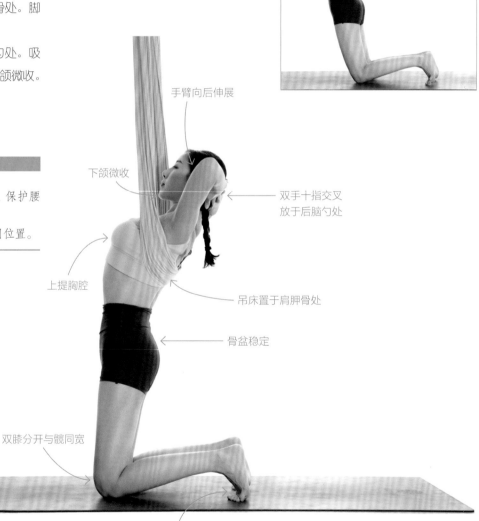

错误示范：骨盆前移

手臂向后伸展

下颌微收

双手十指交叉放于后脑勺处

上提胸腔

吊床置于肩胛骨处

骨盆稳定

双膝分开与髋同宽

脚趾回勾

辅助方法

1. 站立于练习者的后侧，双手抓握吊床，前臂抵于练习者手臂内侧。
2. 于练习者吸气时上提吊床，呼气时将其手臂向后推动，帮助伸展。

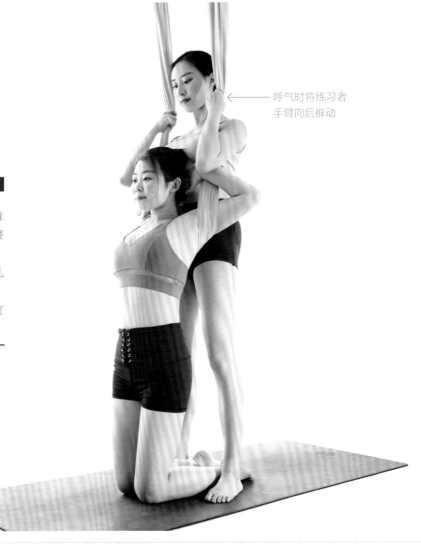

← 呼气时将练习者
手臂向后推动

☀ **功效**

1. 利用吊床的提拉，有效扩展胸腔，帮助胸椎
   伸展，加强胸椎的灵活度。预防和缓解下腰
   背的疼痛。
2. 伸展胸部肌群，矫正驼背，也有助于预防乳
   腺疾病的发生。
3. 通过提升横膈膜使心脏得到轻柔的按摩，有
   助于增强心脏的功能。

扭转骆驼式

步骤

① 骆驼式进入。

② 呼气，保持骨盆稳定，胸腔向一侧扭转。

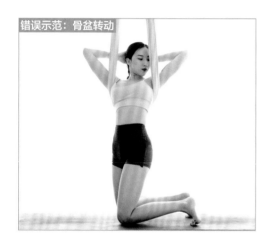

错误示范：骨盆转动

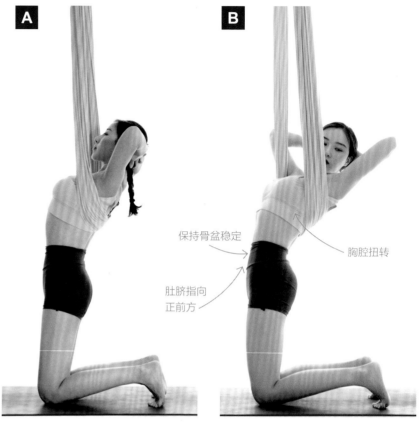

A

B

保持骨盆稳定

胸腔扭转

肚脐指向
正前方

⚠ 注意事项

扭转过程中，保持骨盆与下肢的稳定，肚脐指向正前方。收腹，扭转时，腹内外斜肌用力配合，帮助稳定腰部，感受身体有一种拧麻花的感觉。

☀ 功效

1. 加强胸椎的灵活度，有效伸展胸腔，同时建立背部力量。

2. 塑造腰腹线条。

3. 特别适合办公族、肩颈及上背部疼痛的人群，圆肩驼背的人群等。

大雁式

步骤

1. 站立于中垂线后侧，髋部悬挂准备。双手向后反抓吊床，四指在外，拇指在内。

2. 折叠上半身向下，同时双脚离地，绷直脚背，手背贴地。颈部伸展，眼睛看向脚趾尖。呈倒 V 字放松式。

3. 双臂向前伸展，手掌推地，同时向上抬起双腿，脚尖保持绷直。屈右膝，右脚掌贴靠左大腿面，右膝指向地面。眼睛看向肚脐。

   保持 5 次均匀的呼吸，换另一侧练习。

ⓘ 注意事项

1. 在完成步骤❸时，前臂内旋，肩关节外旋，收缩肱三头肌，防止肩关节受到压迫，避免肩峰受损。

2. 避免过度塌腰，也不需要将双腿抬太高，引起代偿。

3. 腿部上抬的过程中，控制骨盆稳定，感受更多臀部的发力，同时腿部稍作内旋、内收。

☀ 功效

1. 借助吊床，建立肩带的稳定性。

2. 伸展腋窝，加强腋窝处淋巴代谢，预防乳腺疾病。

3. 美化臀腿形态。

4. 促使血液源源不断地供向大脑，使练习者保持清醒。

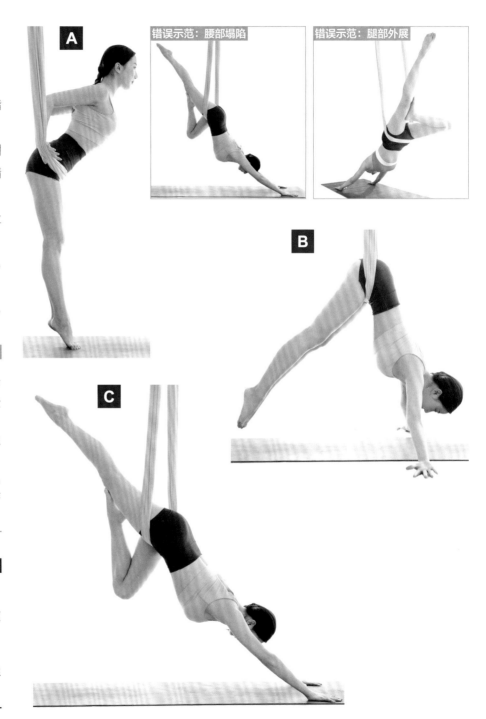

错误示范：腰部塌陷

错误示范：腿部外展

倒立V字放松式—倒立V字扭转式

步骤

❶ 站立于中垂线后侧，髋部悬挂准备。双手
向后反抓吊床，四指在外，拇指在内。

❷ 折叠上半身向下，同时双脚绷直，尽力向
垫面下压，脚尖离地。双臂于身体两侧展
开，手背贴地。颈部伸展放松，眼睛看向
脚趾尖。呈倒V字放松式。

 小贴士

双脚脚尖保持并拢。

 小贴士

手背贴地可以使练习者避免将过多的力量
用于双手支撑地面。

 功效

1. 激活腰大肌，预防与改善腰椎间盘突出。减
少腰部积累的脂肪，按摩和调整腹内脏器。

2. 扩展胸腔，改善驼背问题，同时美化手臂
线条。

3. 促使血液源源不断地供向大脑，使练习者清
醒、健康。激活脑垂体和脑部松果体。

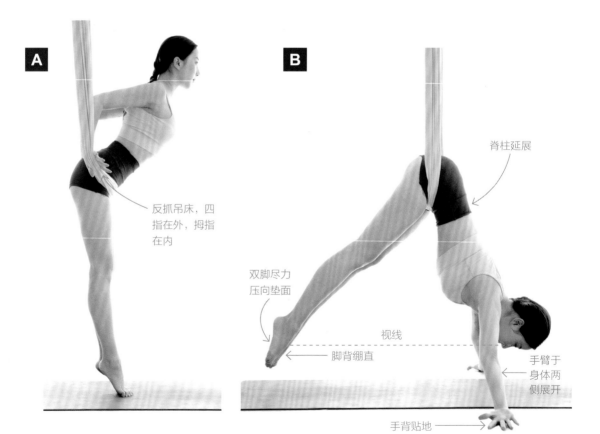

A
反抓吊床，四
指在外，拇指
在内

B
脊柱延展
双脚尽力
压向垫面
视线
脚背绷直
手臂于
身体两
侧展开
手背贴地

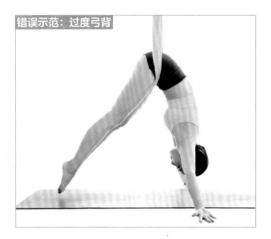

错误示范：过度弓背

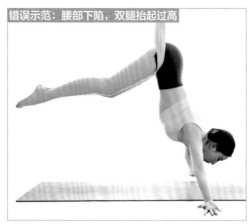

错误示范：腰部下陷，双腿抬起过高

1. 完成步骤❷时，尝试双脚无限接近地面但不落地，同时保持脊柱延展，避免弓背。你会感到双脚下压靠近地面时，背部会随之拱起。尝试收紧腹部，使得在无限接近地面时脊柱仍然保持延展、放松。这将是一种挑战。加强胸椎段的扭转，建立上背部力量，扩展胸腔。练习时需保持3到5次呼吸。

2. 在完成步骤❸时，保持双脚并拢，确保髋部位置水平。

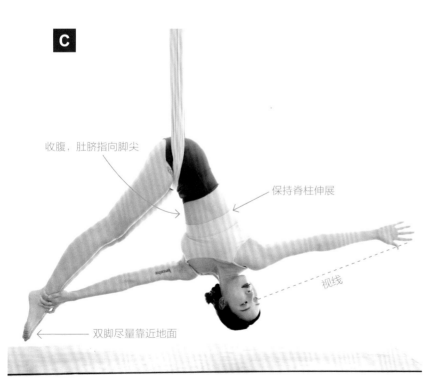

C

收腹，肚脐指向脚尖

保持脊柱伸展

视线

双脚尽量靠近地面

❸ 左手寻找右脚脚踝，同时带领身体扭转向右侧。右手臂由下向上平举，双臂呈一条直线。转动头部，眼睛看向右手指尖。保持 5 次均匀的呼吸。换另一侧练习。

单腿下犬式

步骤

① 预备站姿站立于吊床中垂线后侧，髋部悬挂准备。

② 右腿向上抬起,右脚由外向内缠绕右侧吊床。

③ 吸气，右腿缠绕吊床向上伸直，大腿内旋。保持髋部中正，避免翻转。眼睛看向肚脐。利用吊床的牵引，辅助坐骨向上推送，使整个脊柱得到伸展。

保持 5 次均匀的呼吸，换另一侧练习。

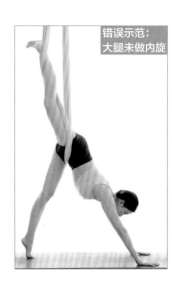

错误示范：
大腿未做内旋

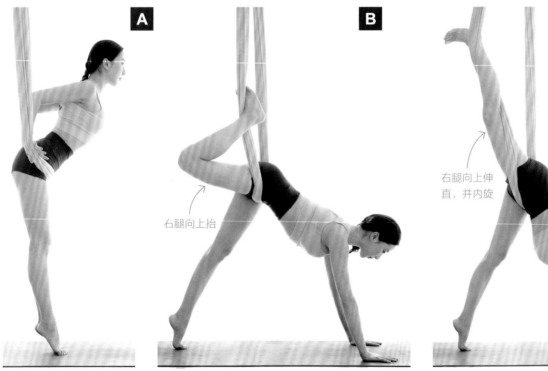

A

B

右腿向上抬

C

右腿向上伸直，并内旋

背部伸展

辅助方法

　　辅助者一手拉动练习者右侧大腿外侧吊床，帮助坐骨向上推送。另一只手帮助练习者调动左髋向后伸展并内旋，保持髋部的水平中正。

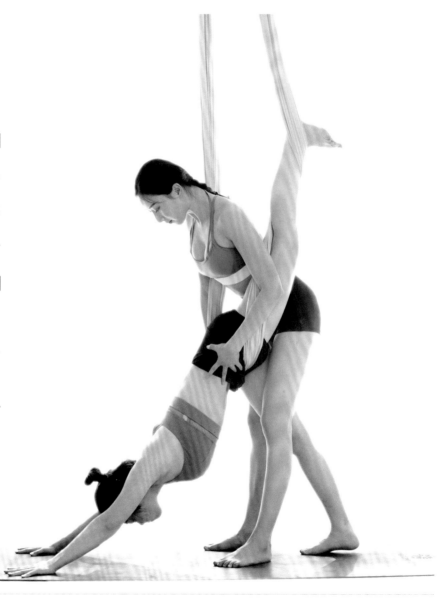

⚠ **注意事项**

1. 为避免肩部塌陷，收缩肱三头肌，防止压迫肩关节和肩关节过度内旋，避免肩峰受损。
2. 处于生理期的女性、高血压或眩晕者须谨慎练习。

☀ **功效**

1. 消除腿部的疲劳，美化腿部线条。
2. 缓解脚跟的僵硬和疼痛，帮助强健脚踝。
3. 伸展髋部、肩部，缓解肩胛骨区域的僵紧感，对肩周炎也有一定的治疗功效。
4. 更多的血液输送到脑部，使精力充沛。

简易舞王式

步骤

① 跨立于吊床正中，面向吊床右侧。

② 身体转向正前方，屈右膝，右脚由前向后回勾吊床右侧。调整右侧吊床靠近膝盖。

③ 屈手肘向上反抓吊床，肘关节指向天花板。

④ 呼气，身体重心后移，头部后仰贴靠右脚掌，扩展胸腔。双腿内旋。

注意事项

切勿过分依赖吊床，而是巧妙地借助吊床使右腿内旋，在后弯中股骨外旋会使骶骨与尾骨受到压力，造成对腰椎的压力。

功效

1. 伸展肩部，扩展胸腔。
2. 伸展大腿、腹股沟和腹部。
3. 强健腿部和脚踝，提高身体的平衡能力。

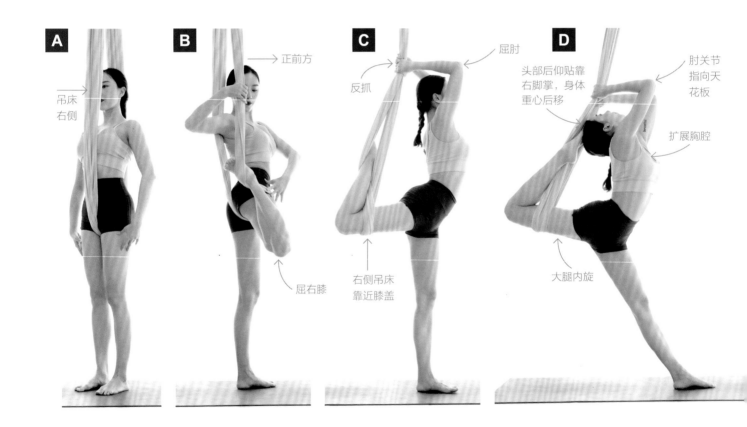

A 吊床右侧

B 正前方 屈右膝

C 屈肘 反抓 右侧吊床靠近膝盖

D 头部后仰贴靠右脚掌，身体重心后移 肘关节指向天花板 扩展胸腔 大腿内旋

火箭式

步骤

❶ 站立于中垂线前侧，骨盆吊带准备。

❷ 呼气，身体后仰，腹股沟处贴靠吊床。屈膝，双脚于吊床前侧脚掌相触。手臂向两侧展开，手背贴地。呈倒立青蛙式。

❸ 左腿缠绕吊床并向内转动，膝关节指向正前方。右腿经侧向后伸直。双手于背后十指相扣，肩胛骨内收，伸直手臂，扩展胸腔。保持5次均匀的呼吸。换另一侧练习。

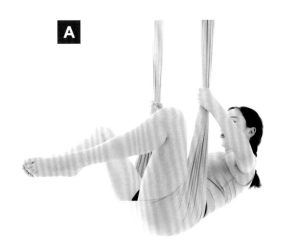

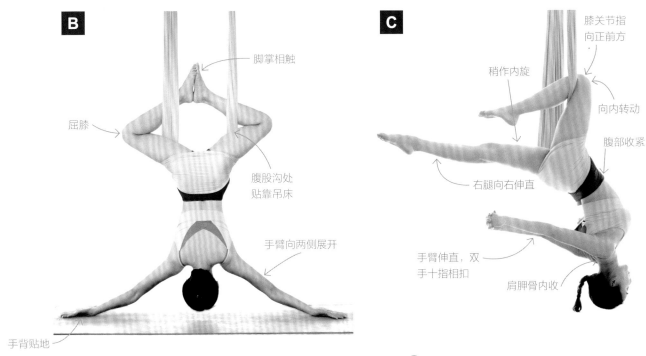

脚掌相触
屈膝
腹股沟处贴靠吊床
手臂向两侧展开
手背贴地

膝关节指向正前方
稍作内旋
向内转动
腹部收紧
右腿向右伸直
手臂伸直，双手十指相扣
肩胛骨内收

⚠ 注意事项

1. 在完成步骤❸时，可以选择十指相扣，掌跟相靠，双手互推。
2. 保持体式时，大腿稍做内旋，减轻腰部压力。

☀ 功效

扩展胸腔，灵活肩关节，帮助纠正驼背、圆肩等不良体态。

倒挂鸽子式

步骤

① 倒立青蛙式进入。

② 左腿缠绕吊床，膝关节指向正前方。右腿经侧向后，屈右膝，双手向后抓住右脚脚踝，向相反方向用力形成对抗。肩胛骨内收，肩关节内旋，扩展胸腔。保持 5 次均匀的呼吸，换另一侧练习。

 小技巧

选择手背贴地，稳定身体的同时避免因恐惧下意识产生双手用力撑地的动作。若双手用力推地，吊床很容易缠绕松动，发生脱落。

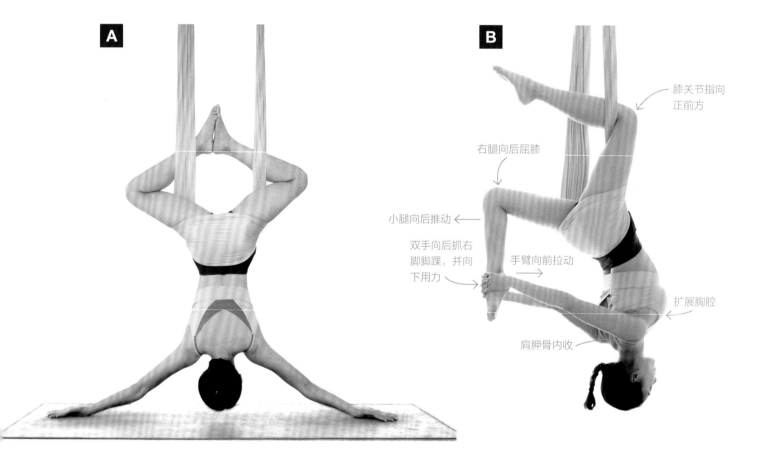

膝关节指向正前方

右腿向后屈膝

小腿向后推动

双手向后抓右脚脚踝，并向下用力

手臂向前拉动

扩展胸腔

肩胛骨内收

注意事项

1. 腰部有伤的患者须谨慎练习。
2. 处于生理期的女性、高血压或眩晕者须谨慎
   练习。

功效

1. 倒转的体式可以促进全身血液循环，让新鲜
   血液流向头部，滋养脑部神经，滋养面部容
   颜，预防因地心引力引起的面部肌肉松弛问
   题，使面色红润，更有光泽。
2. 扩展胸腔，灵活放松肩关节。
3. 伸展髋屈肌群。

小贴士

这个动作通过对臀大肌与背阔肌的训练，
也可以起到稳定骨盆的作用。

辅助方法

1. 辅助者站立于练习者双腿之间，背部贴靠练习者上方小腿内侧，
引导练习者做内收动作。

2. 辅助者双手扶住练习者下方大腿面，帮助大腿内旋。

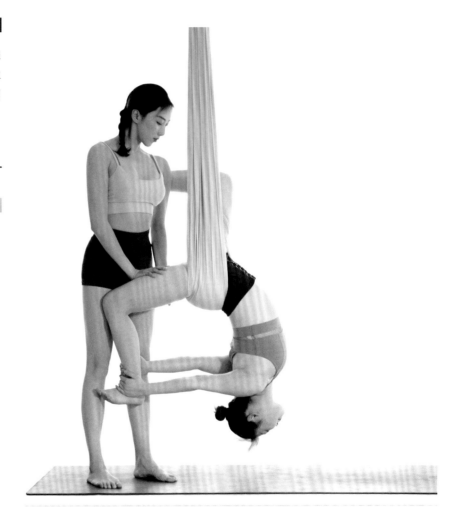

倒挂鸽王式

步骤

① 倒立蛙式进入。

② 左腿缠绕吊床并向内转动，膝关节指向正上方。屈右膝，双手向后抓住右脚脚尖，头部从双手之间穿过。

双手拉住右脚后靠近后脑勺。保持 5 次均匀的呼吸，换另一侧练习。

☀ 功效

1. 帮助实现在地面无法完成的鸽王式练习。

2. 伸展大腿、腹股沟和腰肌、腹部、胸部、肩膀以及颈部。

3. 防止内脏下垂，改善胃肠功能，消除便秘及强化背部。

4. 具有放松身体和关节的效果，对胆小、容易冲动或神经质的人有帮助。这是一个提高整体体能的练习。

ⓘ 注意事项

1. 如果头部无法从双手之间穿过，可将双手直接向后抓握右脚。

2. 此体式中，大腿内旋、伸展使关节囊拉得更紧。

3. 骶骨关节、膝盖严重损伤者不得练习。

4. 腰部、颈部有伤的患者需要谨慎练习。

5. 动作保持时间因人而异，初学者不要勉强。

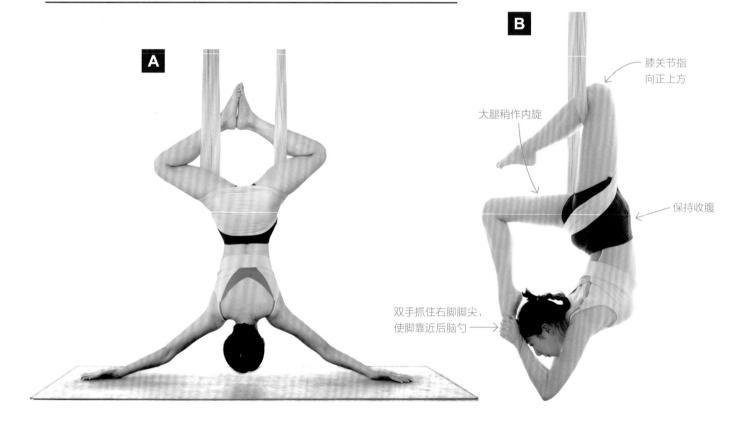

A

B

膝关节指向正上方

大腿稍作内旋

保持收腹

双手抓住右脚脚尖，使脚靠近后脑勺

空中浮克式

步骤

1. 骨盆绕带准备。

2. 呈倒立青蛙式。

3. 手掌撑地。双腿贴靠吊床向上伸直。脚尖回勾，脚掌向上蹬出，双腿内旋。

4. 呼吸，屈右膝，右脚靠近左腿腘窝。

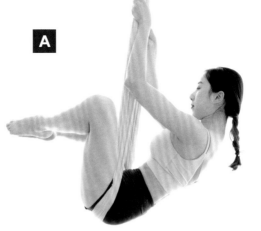

A

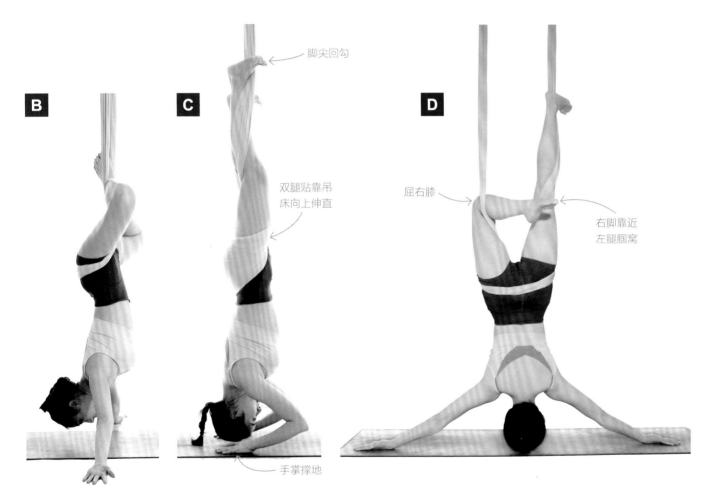

脚尖回勾

双腿贴靠吊床向上伸直

手掌撑地

屈右膝

右脚靠近左腿腘窝

B

C

D

☀ 功效

1. 锻炼核心区域的肌肉群，增加身体的协调性与控制力。

2. 启动大腿内侧的肌肉群，美化腿部线条。

3. 滋养髋部，平衡臀腿力量，矫正不良腿形。

① 注意事项

1. 双腿向两侧伸展与上半身向上直立是同时进行的。注意保护头部，下颌指向两锁骨中间位置，避免造成颈部受伤。
2. 利用股方肌帮助腿部完成外旋。

⑤ 抬起双手，向上抓握吊床右侧。吸气，伸直双腿，同时抬起上半身，伸直手臂，躯干与双腿约呈直角。呈空中船式。

⑥ 呼吸，双腿向两侧伸直，髋部外展，同时将身体向上直立，坐骨下沉，骨盆稍前倾。保持 5 次均匀的呼吸。

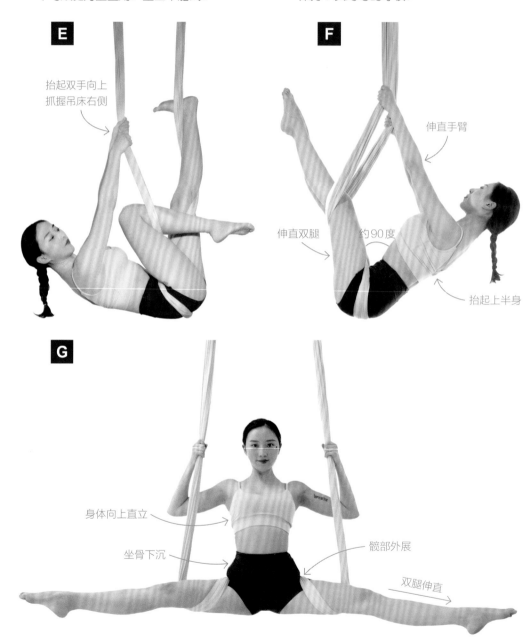

E

抬起双手向上抓握吊床右侧

F

伸直手臂

伸直双腿　约90度

抬起上半身

G

身体向上直立

坐骨下沉

髋部外展

双腿伸直

飞翔式

步骤

在空中浮克式的基础上，双肩依次向前穿过吊床，双手向上反抓吊床。吸气，双腿向后伸展，并向上抬起至与地面平行，扩展胸腔。呈飞翔式。

 功效

1. 扩展胸腔，伸展胸部肌群，同时建立背部力量。
2. 伸展髋屈肌群，缓解久坐不适，美化臀部线条。

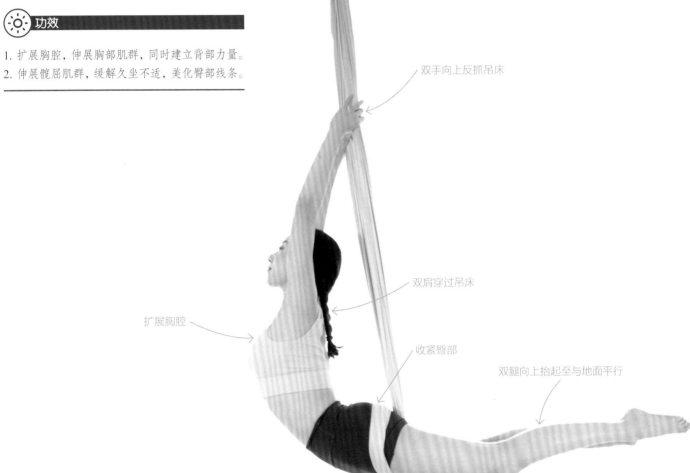

双手向上反抓吊床

双肩穿过吊床

扩展胸腔

收紧臀部

双腿向上抬起至与地面平行

动态飞翔式

步骤

在飞翔式的基础上，吸气，保持胸腔前推扩张，双腿向后伸直；呼气时，屈肘，启动肩带力量，屈髋屈膝，保持背部挺直。再次呼气时回到飞翔式。动态练习 5 至 8 次。

☀ 功效

动态练习有效激活背部肌肉群，同时在屈膝回拉的过程中，能很好地加强下腹与髋屈肌群的力量。

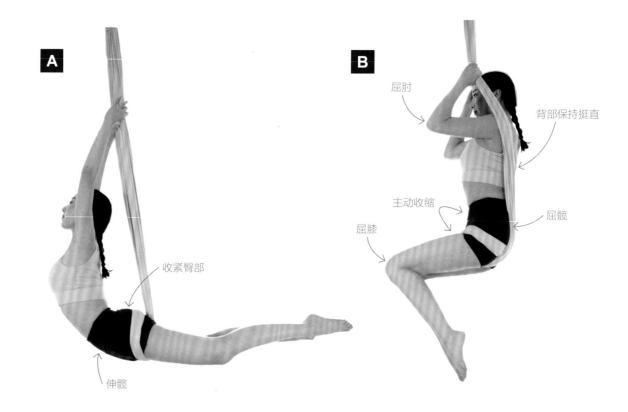

A

收紧臀部

伸髋

B

屈肘

背部保持挺直

主动收缩

屈膝

屈髋

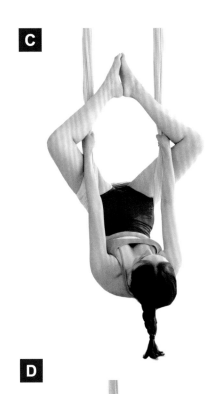

 小贴士

在完成倒立体式之后，你可以选择两种方式退出动作。

1. 回到倒立蛙式，呼气，卷腹，双手抓住膝关节内侧吊床，双腿向两侧打开，同时带动身体直立，回到坐姿。

2. 回到倒立蛙式，呼气，卷腹，双手抓住膝关节内侧吊床，双腿从吊床中间穿过，呼气时双腿靠近胸腹部，并向后翻转，站立。或选择十字架式稍做放松。

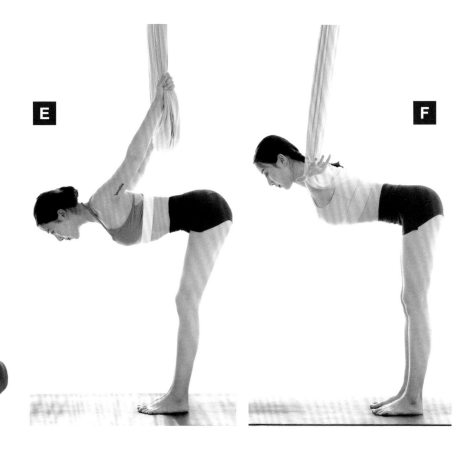

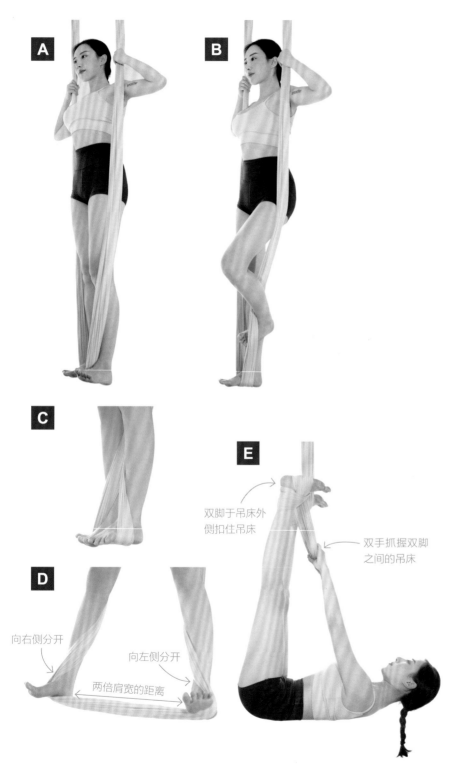

双脚于吊床外
侧扣住吊床

双手抓握双脚
之间的吊床

向右侧分开

向左侧分开

两倍肩宽的距离

竹竿式

步骤

① 空中站姿准备，基本站姿准备。双脚站立
于吊床上，双手向上抓握吊床，双脚依次
由外向内缠绕吊床。

② 屈手肘，提拉身体向上，双脚向两侧分开
约为与肩等宽的距离。

③ 屈髋，双脚于外侧扣住吊床，双手沿吊床
向下滑落。待身体稳定后，双手抓握双脚
之间的吊床。

小贴士

对于所有倒立动作，在结束练习回到站立
的一步，我们都可以选择向后翻转并通过
十字架式进行放松。特别是对于患有低血
压的女性，更需要在十字架式中保持较长
的时间，停留约1分钟后方可重新回到站
立位置。
若完成向后翻转对练习者稍有难度，则需
要教练在旁辅助完成。

功效

1. 增强身体的平衡感与控制力。
2. 强化臀部与腹部肌肉力量。
3. 美化腿部线条，减少大腿内侧多余脂肪。
4. 向骨盆区域输送大量的新鲜血液，滋养腹内
   器官。

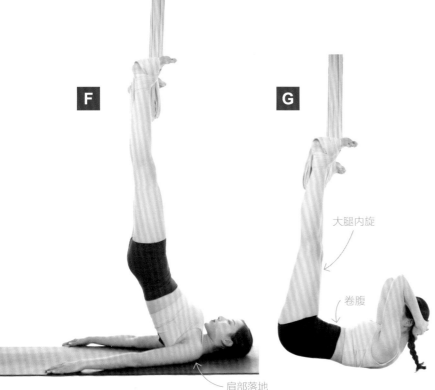

F

G

大腿内旋

卷腹

肩部落地

④ 缓慢落下身体，肩部落地，手臂放于身体
  两侧。

⑤ 配合呼吸，大腿内旋，卷腹起落。

⑥ 双手托住下背部，双腿前后分开，依次落下。

⚠ **注意事项**

1. 可以选择步骤⑥进行该体式的退出，也可
   以通过双手向上攀爬吊床使身体重新回到站
   立，再从吊床上下来。

2. 卷腹的过程中，双手扶住头部，下颌微收。
   内旋双腿，趾尖指向正前方。

3. 脚踝有伤的患者避免练习。

错误示范：双腿未内旋

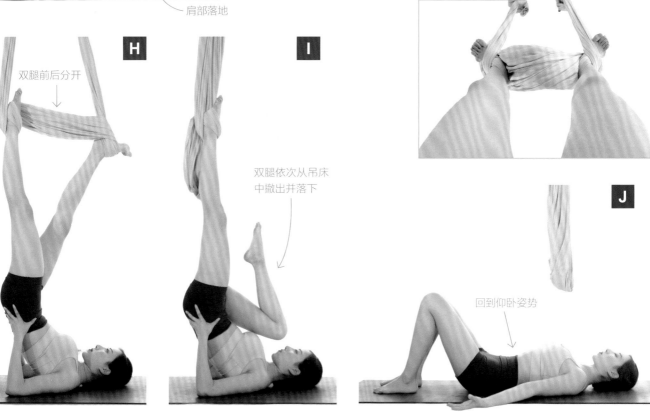

H

双腿前后分开

I

双腿依次从吊床
中撤出并落下

J

回到仰卧姿势

序列体式

悬挂战士式

步骤

1. 跨立于吊床之间，左脚向左侧跨一小步。

2. 屈右膝，将吊床置于膝关节附近，平举双臂。呼气，身体带动吊床向右侧推动。呈悬挂战士二式。

3. 左脚尖内旋 45 度。呼气，上半身向右扭转，同时双手向上高举，视线看向指尖。髋部摆正，收紧腹部和臀部。呈悬挂战士一式。

4. 双手抓握吊床，向后带回身体，双手沿吊床向下滑落。右腿离开吊床并向后伸展，同时双手向前推吊床使身体平行于地面。呈悬挂战士三式。保持 5 次均匀的呼吸，换另一侧练习。

小贴士

在完成悬挂战士三式时，后伸的腿稍做内收，靠近身体中轴，以更好地启动臀部。若力量不足可降低上抬的高度，减少腰部的代偿。

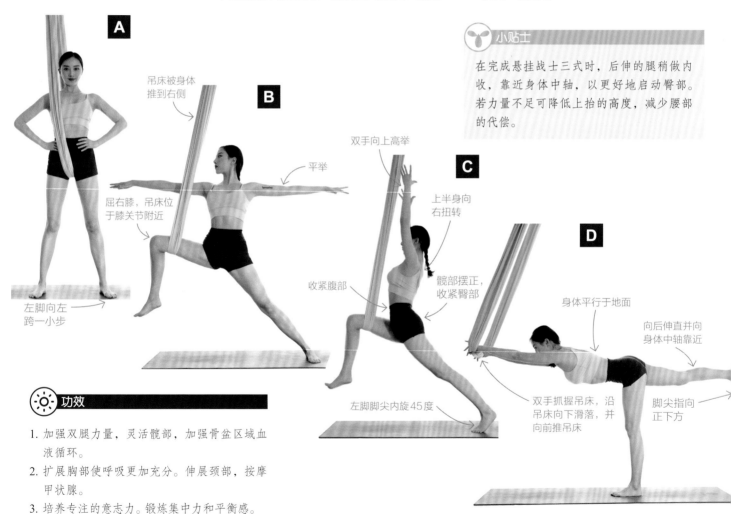

吊床被身体推到右侧

平举

屈右膝，吊床位于膝关节附近

左脚向左跨一小步

双手向上高举

上半身向右扭转

收紧腹部

髋部摆正，收紧臀部

左脚脚尖内旋45度

身体平行于地面

向后伸直并向身体中轴靠近

双手抓握吊床，沿吊床向下滑落，并向前推吊床

脚尖指向正下方

功效

1. 加强双腿力量，灵活髋部，加强骨盆区域血液循环。

2. 扩展胸部使呼吸更加充分。伸展颈部，按摩甲状腺。

3. 培养专注的意志力。锻炼集中力和平衡感。

注意事项

1. 在完成步骤 **1** 时，从肩膀到手指要尽量延伸。坐骨下沉。

2. 在完成步骤 **2** 时，避免将重心完全落于吊床上，更多感受来自支撑腿的力量。臀部收紧，以伸展后侧腿髋关节，打开骨盆，帮助伸展腹股沟。

3. 在完成步骤 **3** 时，腹部充分收紧，左侧臀部收紧，骨盆稍作后倾的趋势。要避免过度的后弯或后仰，以减少腰痛的发生。

4. 在完成步骤 **4** 时，右腿的抬起、内收与左腿肌肉收紧、髌骨上提应该同时进行。若感到脚底外缘更多受力，通过阔筋膜张肌与臀中肌配合使得大腿稍做内旋，让足底均匀承压。右腿向后伸展与上半身向前伸展形成"挑战与反应"。

5. 上臂外旋，同时向臀部的方向回拉吊床，使双肩拉向下背部，远离双耳。

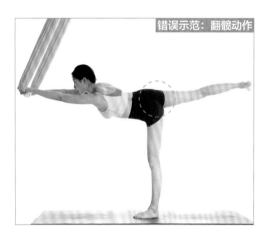

错误示范：翻髋动作

辅助方法

辅助者立站于练习者背部后侧，一只手放于练习者下方胸部旁侧靠近腋窝处，帮助练习者扩展胸腔，避免弓背，同时向头顶的方向拉动，帮助练习者伸展侧腰。另一只手抓握吊床向远离头顶的方向推动，并向背部后侧用力，帮助练习者伸展髋部。

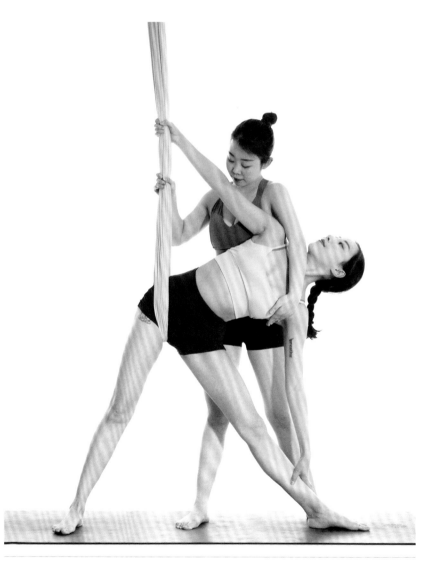

三角伸展序列

步骤

❶ 侧向跨立于吊床中垂线处，双脚分开与髋同宽，右脚向右侧移动一步，脚尖转向右侧。将吊床底端调整至左侧腹股沟处。左手将吊床合并抓握。吸气，伸展脊柱。呼气，左手拉动吊床，伸展右手臂，向右向下折叠上半身。

❷ 左手向后推动吊床，远离身体。眼睛看向左手指尖，呈三角伸展式。借助吊床，帮助耻骨肌伸展，从而使躯干得到更好的伸展。保持 5 次均匀的呼吸。

❸ 吸气，身体缓慢回到直立。

 功效

1. 扩展胸腔，伸展髋部，缓解肩部不适及背部疼痛。
2. 帮助辅助矫正脊柱侧弯。
3. 强健腿部和脚踝，美化臀腿线条，增强平衡感，提高专注力。
4. 刺激肠胃蠕动，帮助消化，从而减少腰部囤积的脂肪。

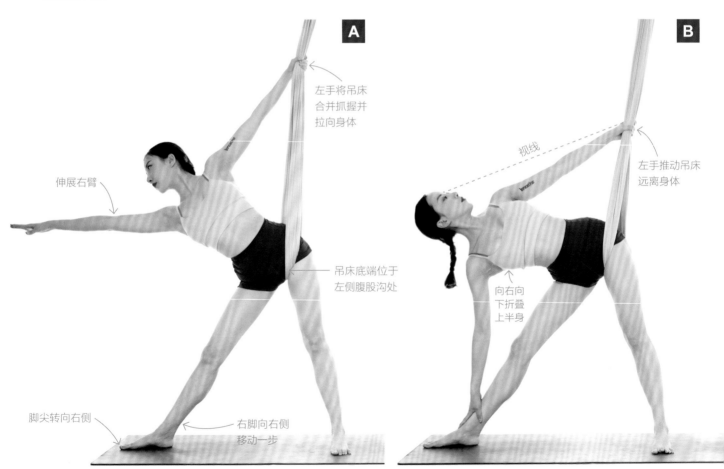

A

左手将吊床合并抓握并拉向身体

伸展右臂

吊床底端位于左侧腹股沟处

脚尖转向右侧

右脚向右侧移动一步

B

视线

左手推动吊床远离身体

向右向下折叠上半身

❹ 屈右膝，将吊床调整至右膝下方。呼气，上半身向右侧弯，收紧腹部和臀部，有控制地保持身体平衡。伸展手臂，右肩抵于右膝内侧，视线看向左手指尖，呈三角侧伸展式。随呼气加深扭转。

❺ 吸气，身体缓慢回到直立。

❻ 伸直右膝，呼气，身体重心继续向右推动，伸展双腿。双手穿过吊床抓住右脚，手臂贴靠耳侧。转头，视线看向斜上方。呈头碰膝扭转伸展式。

保持 5 次均匀的呼吸，吸气时身体缓慢回正。换另一侧练习。

ⓘ 注意事项

1. 在保持三角伸展式时，前侧腿腘绳肌需保持收缩，避免膝关节超伸。

2. 在保持三角侧伸展式时，避免因臀部过分下压吊床导致大腿内旋。

3. 在保持头碰膝扭转伸展式时，保持地面支撑腿对应脚掌的外缘压实地面。当肩关节在弯曲过程中受到限制时，可通过肩胛骨上回旋增大其灵活性。

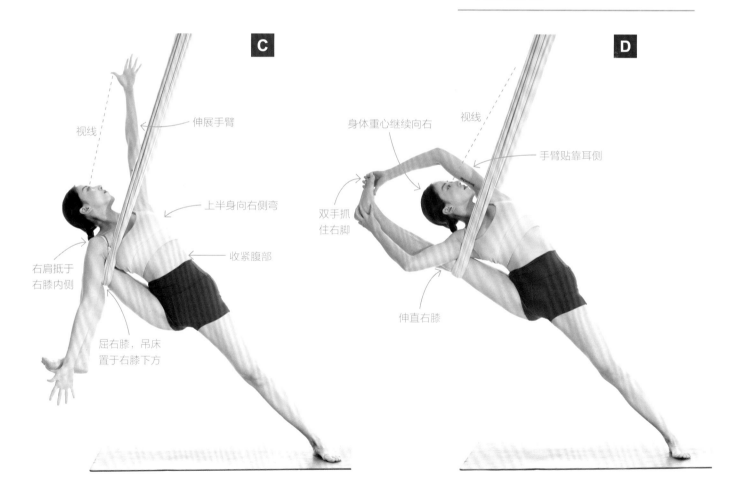

C

视线
伸展手臂
上半身向右侧弯
收紧腹部
右肩抵于右膝内侧
屈右膝，吊床置于右膝下方

D

身体重心继续向右
视线
手臂贴靠耳侧
双手抓住右脚
伸直右膝

苍鹭序列（跪马式—苍鹭击翔式—苍鹭式）

步骤

❶ 吊床环绕于腰部，身体后仰。双腿分开，左腿向上伸直垂直地面，右腿靠近面部。

❷ 右脚由内向外勾住右侧吊床，上半身逐渐直立，吊床滑落至肩胛骨处。左脚落地，上半身靠向左侧吊床。双手抓握吊床，手肘外展。眼睛看向双手。

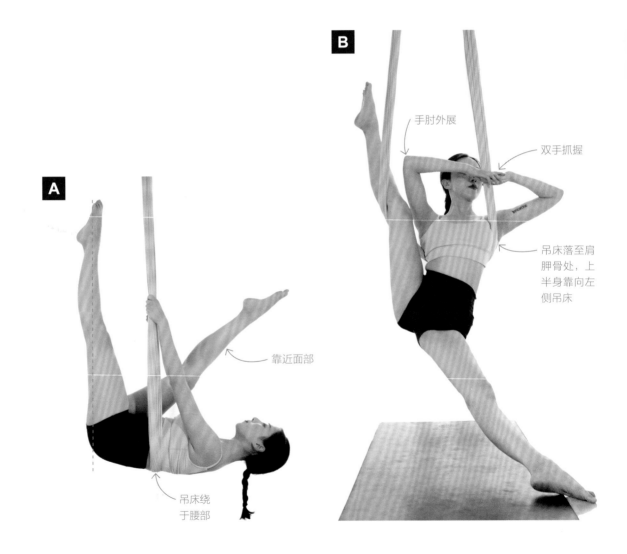

A

靠近面部

吊床绕于腰部

B

手肘外展

双手抓握

吊床落至肩胛骨处，上半身靠向左侧吊床

C

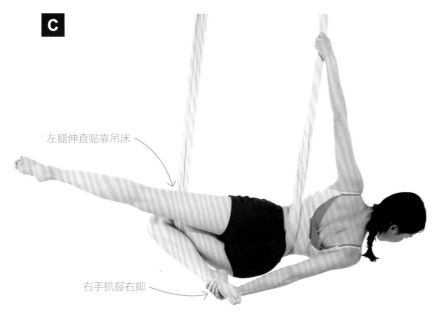

左腿伸直贴靠吊床

右手抓握右脚

D

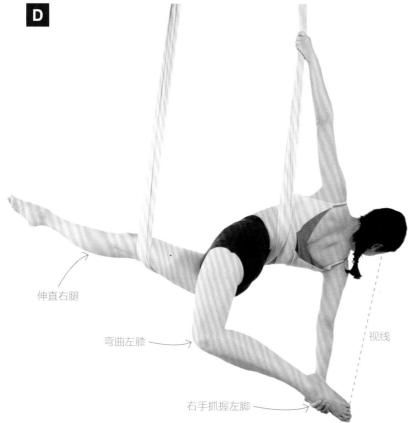

伸直右腿

弯曲左膝

右手抓握左脚

视线

③ 双手继续向上抓吊床，带动身体向上，同时屈右膝，带身体转向后侧。左腿伸直贴靠吊床。右手抓握右脚。呈苍鹭击翔式。

④ 伸直右腿，弯曲左膝，右手抓握左脚。视线看向左脚方向。呈苍鹭式。

保持 5 次均匀的呼吸，换另一侧练习。

☀ 功效

1. 激活腿部、髋部、腹部、胸部、肩膀以及颈部肌肉。
2. 培养专注的意志力。锻炼平衡感，增强身体的柔韧性。

① 注意事项

1. 这是空中瑜伽中的创新体式，力量与柔韧在完成每一步练习的转换中得以兼顾。
2. 在完成步骤 ③ 时，左侧腿应保持有效贴靠吊床，以确保安全。

小蝶序列（空中小蝶式—平衡小蝶式—倒吊小蝶式—动态小蝶式）

步骤

❶ 双脚依次站立于吊床之上，双手握住肩部两侧吊床。呼气，屈膝，身体向下坐立，确保在向下坐立的过程中调动起肩部的力量。收紧腹部。

❷ 膝盖向两侧展开，腹股沟贴靠吊床。双肩依次从后向前穿过，使吊床位于肩部后侧。双手于胸前合掌。放松双肩。呈空中小蝶式。

⚠ **注意事项**

1. 在完成空中小蝶式时，如果膝关节有刺痛感或任何不适，请立即停止练习。收紧腹部，尽量保持骨盆水平，避免过分塌腰、翘臀以减少腰椎段积累的压力。练习时需要保持3到5次呼吸。

2. 平衡小蝶式的练习较难。保持核心有力，手肘加紧身体两侧，双手向后推臀部，拉长腹部。找到身体被拉长的感觉，胸腔推向下颌，内收肋骨，避免塌陷。练习时需要保持3到5次呼吸。

3. 卷腹的过程中，提肛、收会阴，感受肚脐与耻骨之间区域下沉内陷，帮助更好地激活腹部深层肌肉。

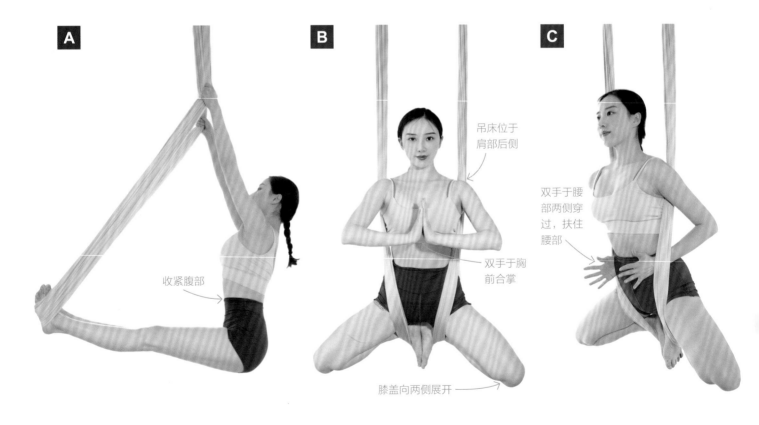

A 收紧腹部

B 吊床位于肩部后侧　双手于胸前合掌　膝盖向两侧展开

C 双手于腰部两侧穿过，扶住腰部

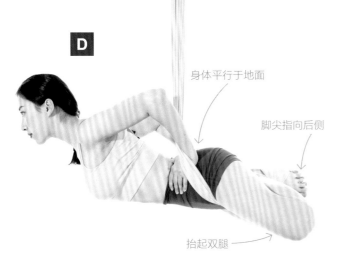

D

身体平行于地面

脚尖指向后侧

抬起双腿

③ 双手于腰部两侧吊床穿过，扶住腰部。呼气时，上半身向下，同时抬起双腿，使得整个身体平行于地面。展开髋部，脚尖指向后侧。呈平衡小蝶式。

④ 双手抓住吊床，缓慢将上半身向下倒置。脚尖指向斜上方。双手落于两侧地面，掌心向上。放松颈部。
保持 5 次均匀的呼吸。

⑤ 呼气，微收下颌，卷腹，同时扭转上半身，右手触碰左膝。吸气，落下。呼气，换另一侧练习。

⑥ 双手依次向上抓握吊床，背部微拱起，双腿向下落，带领身体回到直立。

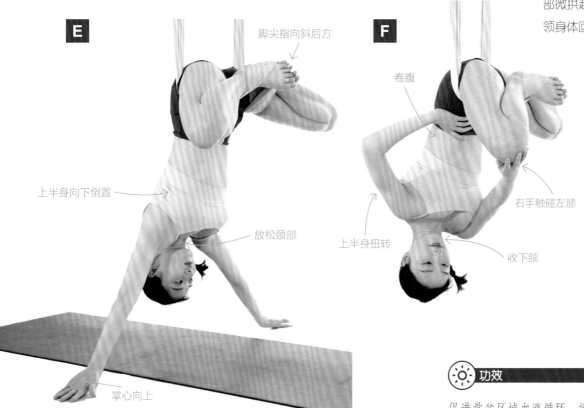

E

脚尖指向斜后方

上半身向下倒置

放松颈部

掌心向上

F

卷腹

右手触碰左膝

上半身扭转

收下颌

功效

促进骨盆区域血液循环，缓解泌尿系统的紊乱和子宫功能失调。强健膀胱。加强腹部、背部力量，收腹塑臀。

小龙女序列

步骤

❶ 站立于吊床上，基本站姿准备。

❷ 身体转向右侧，左肩穿过吊床，使背部与臀部中线贴靠吊床。左手向上抓握背部后侧吊床，虎口向下。右手抓握面前的吊床，与双肩位置等高。右脚踩于面前与左膝等高位置的吊床上，并向外蹬出。

❸ 呼气，臀部下落的同时伸直右腿，松开右手，双手都抓握左侧吊床，双腿与地面平行，坐立，脚掌呈外八字状，双臂平举。后脑勺、背部及臀部紧贴吊床。

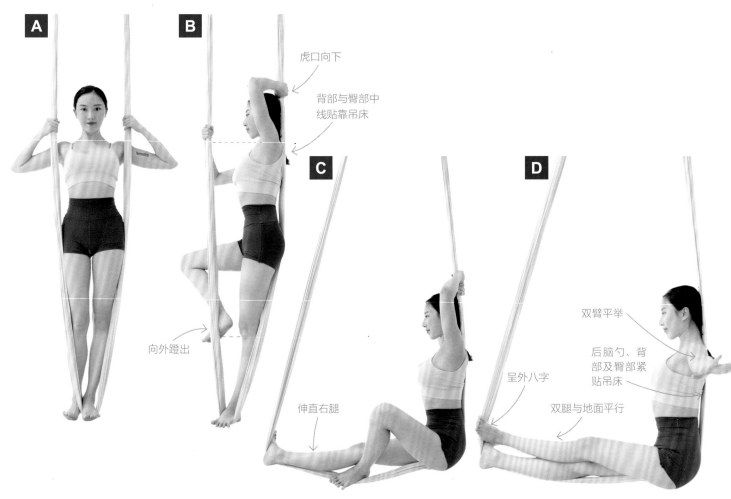

A

B

虎口向下

背部与臀部中线贴靠吊床

向外蹬出

C

伸直右腿

D

双臂平举

后脑勺、背部及臀部紧贴吊床

呈外八字

双腿与地面平行

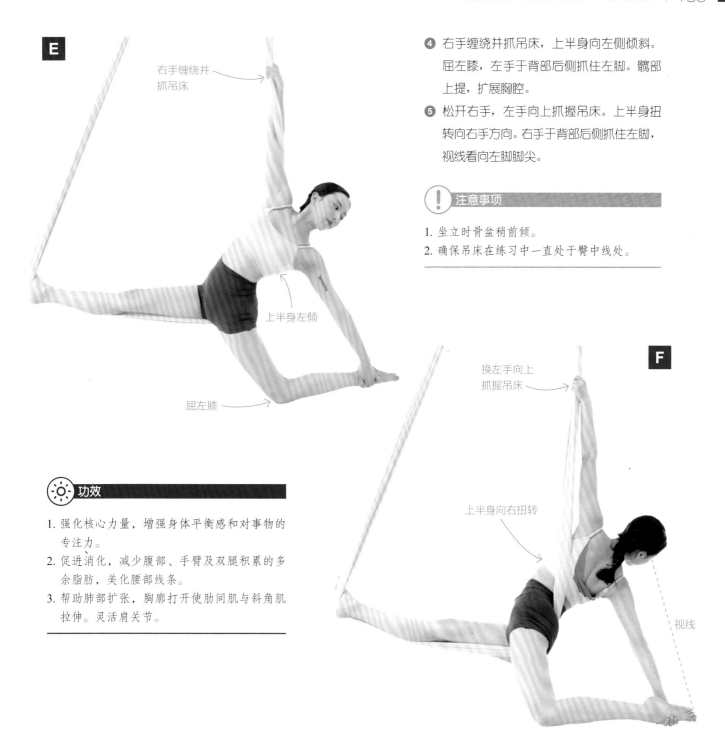

E

右手缠绕并
抓吊床

上半身左倾

屈左膝

④ 右手缠绕并抓吊床，上半身向左侧倾斜。
屈左膝，左手于背部后侧抓住左脚。髋部
上提，扩展胸腔。

⑤ 松开右手，左手向上抓握吊床。上半身扭
转向右手方向。右手于背部后侧抓住左脚，
视线看向左脚脚尖。

注意事项

1. 坐立时骨盆稍前倾。
2. 确保吊床在练习中一直处于臀中线处。

换左手向上
抓握吊床

F

上半身向右扭转

视线

功效

1. 强化核心力量，增强身体平衡感和对事物的
专注力。
2. 促进消化，减少腹部、手臂及双腿积累的多
余脂肪，美化腰部线条。
3. 帮助肺部扩张，胸廓打开使肋间肌与斜角肌
拉伸。灵活肩关节。

冥想与放松

冥想式

步骤

1. 侧向跨立于吊床中垂线处。

2. 双手水平方向拉动吊床边缘两侧，直至吊床两侧边缘贴近双膝下方，臀部坐于吊床中。

3. 双手掌心向上，食指与拇指轻触，或自然落于双膝之上。双肩、手臂、双脚、双腿自然放松。

 功效

1. 帮助放松肩颈，利用吊床，可以使身体在短时间内得到最大的放松效果。

2. 促进血液循环，并且通过膈肌的大幅度上下运动，对内脏进行按摩，加快体内积存废物的排出，从内到外地净化体内环境。

注意事项

1. 双腿保持自然悬垂，脚趾放松。

2. 可以配合腹式呼吸练习。吸气时，控制胸腔的位置，膈肌下沉，腹部向前推送靠向吊床。呼气时，收腹，膈肌上提，肚脐推向脊柱。

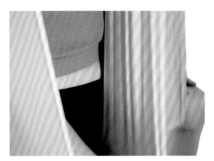

吸气，腹部隆起，靠向吊床

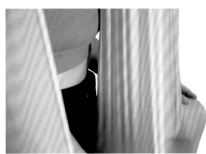

呼气，腹部内收，推向脊柱

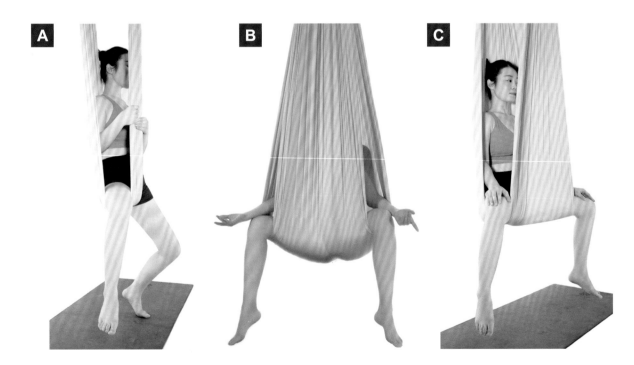

束脚式

步骤

侧坐在展开的吊床之中，屈双膝盘坐，双脚交叠，脚跟重合并抵于会阴处。脚背紧贴吊床。保持 5 次均匀的呼吸。

 注意事项

可以配合胸式呼吸练习，吸气时腹部微收，上提胸腔。呼气，胸腔下沉，感受腹部更加有力的收紧，同时上提会阴。注意进出鼻孔的每一次吸气和呼气。每次的呼吸要做到深入、缓慢，带有一定的节奏并保持平静。

 功效

帮助调节交感神经和副交感神经的平衡，控制情绪波动。

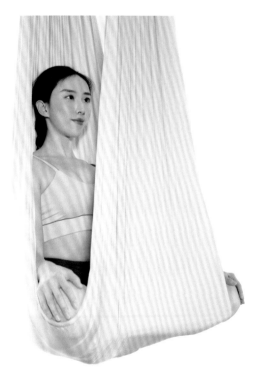

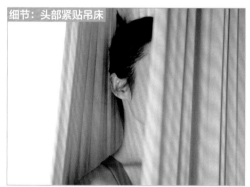
细节：头部紧贴吊床

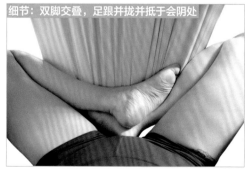
细节：双脚交叠，足跟并拢并抵于会阴处

蚕式

步骤

① 仰卧在吊床之中，收腹，放松下背部。

② 屈右膝，双手环抱右膝。呼气，拉动右腿靠向胸腹部。吸气回正。

功效

1. 帮助放松腰骶，缓解下腰背部与骨盆周围的疼痛。对于产后恢复也很有帮助。
2. 帮助唤醒臀部。

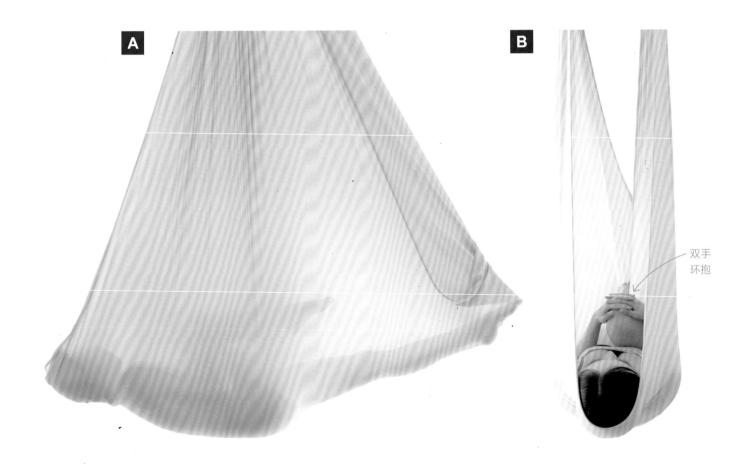

双手环抱

❸ 再次呼气时保持脚尖与小腿放松，大腿向前推动，做出伸髋的趋势。与双手的回拉形成对抗。感受臀部收紧。

保持 5 次均匀的呼吸，换另一侧练习。

注意事项

1. 动作缓慢进行，可以尝试多次练习。
2. 不需要花费太大的力气去拉动腿部，动作轻柔即可，控制下腰背部的稳定。

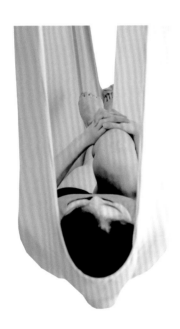

C

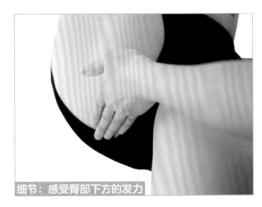

细节：感受臀部下方的发力

茧式伸展式

步骤

① 侧坐在完全展开的吊床中，双腿向两侧伸直。

② 双手抓住双脚大脚趾。上提胸腔，平视正前方。

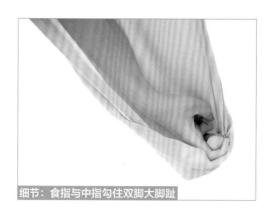

细节：食指与中指勾住双脚大脚趾

⚠ 注意事项

使用更多臀部力量使双腿保持外旋，若双腿向内回旋，膝盖内侧和内收肌可能会被过度拉伸。

☀ 功效

1. 放松髋关节。

2. 增加腿部的柔韧性，伸展腿部内侧的肌肉群。

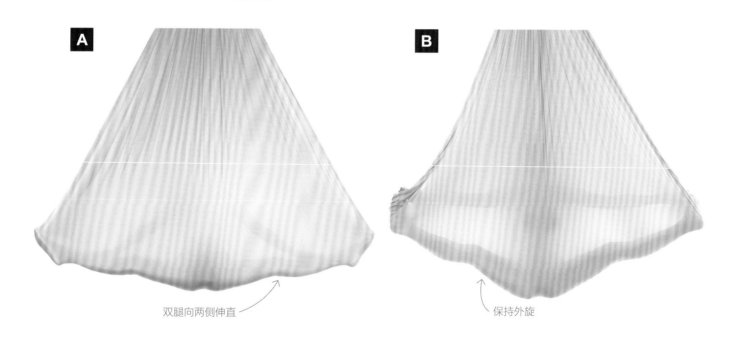

A 双腿向两侧伸直

B 保持外旋

胎儿式

步骤

① 对折吊床两次，坐立于吊床之上，吊床一侧边缘置于膝盖上方。

② 呼气，背部拱起，双臂于胸前环抱，抓握对侧吊床。低头，看向双膝。

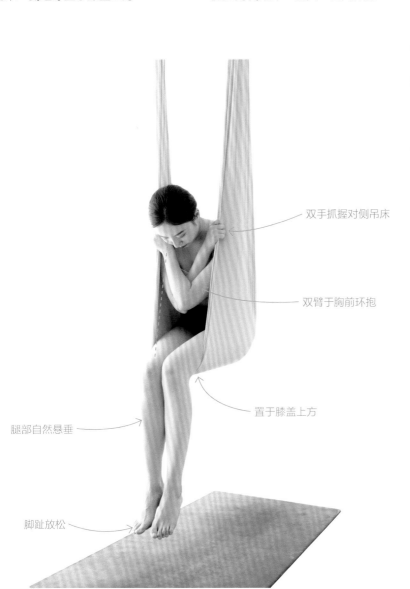

双手抓握对侧吊床

双臂于胸前环抱

置于膝盖上方

腿部自然悬垂

脚趾放松

⚠ **注意事项**

双腿保持自然悬垂，脚趾放松。切勿用力回勾脚趾，避免产生痉挛。

☀ **功效**

这是一个放松的姿势，可以帮助我们放松背部，同时释放和缓解压力。

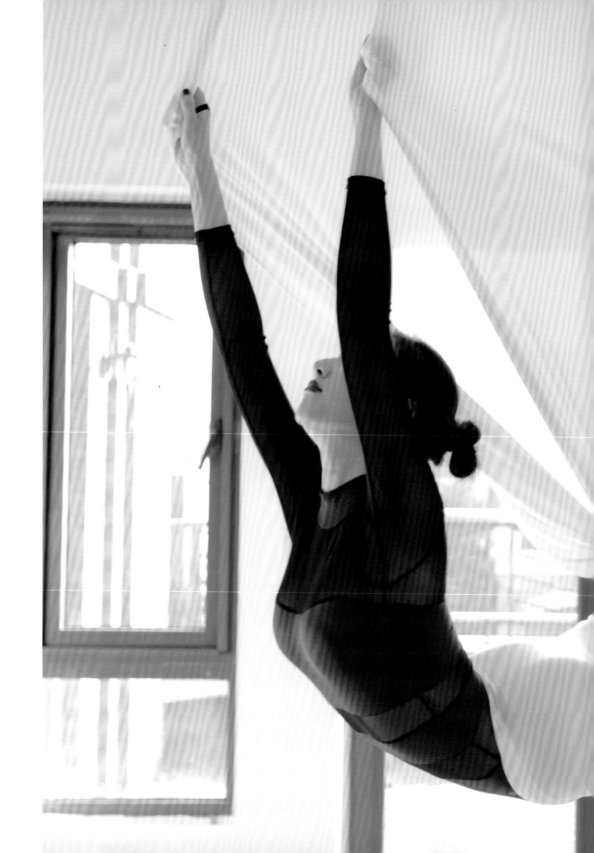

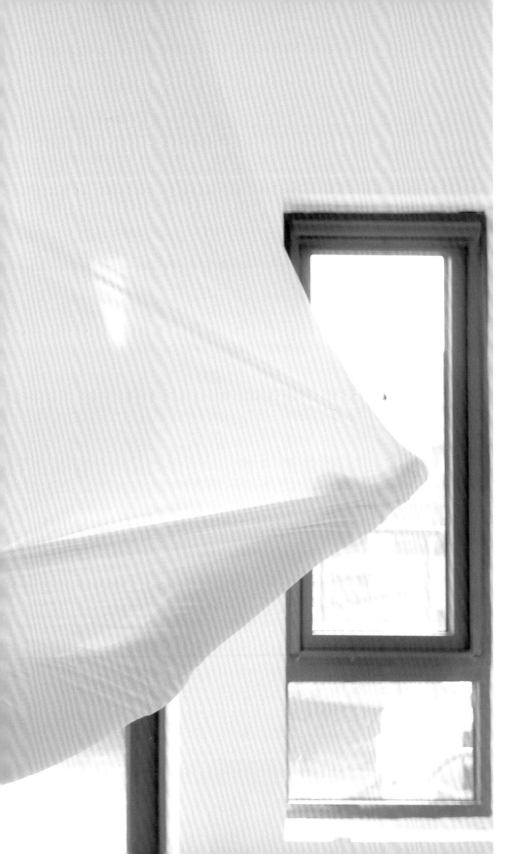

05

缓解常见慢性疼痛的体式序列

腰痛缓解

当你感到下背部、腰骶或臀部有超过3个月的疼痛时，慢性腰痛就可能已经来到你的身边了。很多办公族、长期伏案工作的人群、医护人员、化妆师和司机等可能正在受慢性腰痛的困扰。这不仅使我们受到疼痛的折磨，也会导致运动功能受限，还会影响我们美好的身姿与体态。

腰肌劳损、腰椎间盘突出、腰椎骨质增生与强直性脊柱炎，这些我们经常听到的词汇也正是让我们产生腰痛的原因。运动疗法对于预防、缓解和治疗腰痛有着很大的帮助。通过空中瑜伽吊床进行悬吊运动，能帮助我们进行腰椎稳定肌运动控制力与耐力的恢复，配合瑜伽体式进行身体的整体训练，建立身体协调运动的能力与正确的运动模式，提升功能能力。

稳定腰椎

提到核心训练，我们习惯使用仰卧起坐等方式。但是训练的效果真的好吗？无论是塑造腰腹的形态，让大肚腩变成迷人的小蛮腰，还是打造挺拔健康的体态，缓解腰痛等慢性疼痛的发生，我们都需要调动正确的肌群参与活动，以维持脊柱的稳定及保持良好的腹压水平。

就像一份工作不能仅靠一个人完成，保持良好的腹压水平，也需要"腹肌团队"的共同协作。这包括腹横肌、腹直肌与腹内外斜肌的共同作用，而其中腹横肌起着重要的主导作用。

在腰痛的疗愈中，初期应该加强练习者腰部稳定肌群的训练，帮助其获得控制并稳定腰椎的能力。可以通过腹横肌的激活，同时配合多裂肌的激活训练，帮助练习者实现腰椎的稳定。在空中瑜伽的练习中，你一定会调动起更多的核心意识，并通过训练将这种意识带入你的生活中。

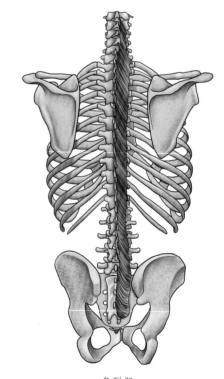

多裂肌

激活腰大肌

屈髋困难的人往往伴有驼背，简单说就是做弯腰或抬腿的动作时，不能维持脊柱的延展，而是通过弓背使得脊柱屈曲。

稳定腰椎的推荐体式

支架式、坐立平衡式、肩肌桥式、幻椅式、菩提树式、树式、超人式、悬吊侧板式、倒立V字放松、大雁式、悬挂战士三式

其中一方面的原因可能是臀部肌肉与腿部后侧肌肉离心收缩能力较差，而腰大肌处于激活欠佳的状态。这样的方式容易引起腰椎后凸，将负重转移向椎间盘，产生腰痛。这意味着在行走中你的抬腿的能力会变差，让行走变得更加困难。

对于久坐人群来说，腰大肌长时间得不到正常的活动，这种非正常的状态很容易产生平背的体态。久而久之腰痛与腰椎间盘突出就找上门了。

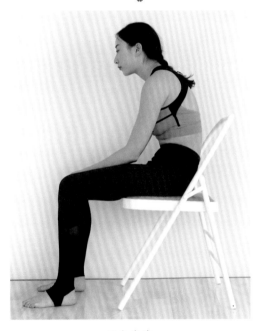

不良坐姿

紧缩或萎缩的腰大肌与筋膜也会导致腰椎前凸，造成腰椎的弧度增加，使负重转移向小关节，使得椎间盘髓核向前，椎间孔变小。这时下腰背部痛与坐骨神经痛就会随之而来。

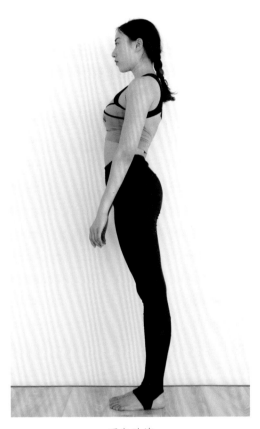

不良站姿

大多数的骨盆前倾也是由于腰大肌的紧张造成的，严重时不仅会加重下腰背部的不适，造成腰痛，也是引起肩颈不适与酸痛的原因。可能导致女性朋友出现便秘、痛经与经期紊乱。而通过练习空中瑜伽，进行腰大肌的激活训练，就能使其恢复弹性，恢复功能，不再成为影响健康的因素。

激活腰大肌的推荐体式

悬吊上犬式、肩肌桥式、坐立平衡式、坐立前屈式、幻椅式、悬吊猫式、倒立V字放松、单腿下犬式、火箭式

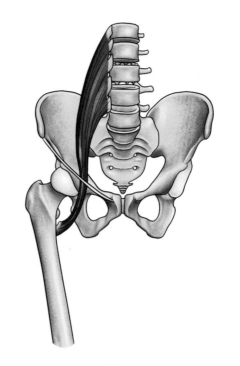

腰大肌

平衡腰臀用力

在步态中，若臀部与腘绳肌群激活不足也会导致在行走中下背部代偿，可能引发骨盆前倾与下腰背部疼痛。当臀中肌无力时，腰方肌会过分代偿，同样会引起腰痛。所以我们需要建立腰臀力量的平衡，使得它们更好地相互协作，以减少腰痛的产生。

此外，位于臀部的梨状肌也可能引起腰痛的发生，这就是我们熟知的梨状肌损伤综合征。首先，当我们在行走时，足前旋导致的大腿过度内旋和内收引起梨状肌为对抗内旋产生的过度收缩，以及肌肉处

于离心收缩的状态，导致梨状肌损伤。其次，很多人有跷二郎腿的习惯，这是一个让大腿外旋、外展的动作，会使梨状肌处于紧张、痉挛的状态。最后，髋关节过度的内、外旋或外展，也可能拉伤梨状肌。对于有些人来说，梨状肌损伤或僵紧，会压迫坐骨神经而引起腰腿痛。梨状肌过紧，还可能会使得髋关节的内旋受限制，有时也会对骶髂关节产生压力，发生骶髂关节疼痛。这些问题总称为"梨状肌损伤综合征"。

> **🌼 小贴士**
>
> 臀中肌的无力或麻痹也会直接导致骨盆失稳，因为在行走中，臀中肌通过在下肢离地和摆动时外展和保持水平来稳定骨盆。若其激活不足，骨盆就会在行走时不稳，出现侧斜或回旋，进而引发腰痛。

我们需要重新调整梨状肌的状态，同时通过训练臀大肌等臀部相关肌群进而减少梨状肌的代偿作用。

梨状肌帮助我们完成髋关节屈曲与内旋的动作，此外，因为当屈髋90度以上时，梨状肌从髋外旋肌变为髋内旋肌，此时，通过坐姿天鹅式与卧天鹅式的练习也可以松解梨状肌。松解之后我们还需要增强梨状肌肌力的训练，以更好地恢复其功能。还要加强腹肌、髋伸肌及腰背部肌群的锻炼。推荐肩肌桥式变体

这个体式。

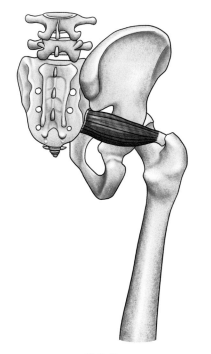

梨状肌

最后，很多瑜伽爱好者喜欢挑战神猴式，类似"竖叉"这个动作。但如果不小心导致大腿后侧腘绳肌拉伤，就可能引起腰痛的发生。腘绳肌是一组肌群而不是单独一块肌肉，由半腱肌、半膜肌和股二头肌三块肌肉组成，这些肌肉共同的起点位于骨盆的坐骨结节。对于经常穿高跟鞋的女性来说，对腘绳肌力量的要求就会更高一些。若腘绳肌激活不足就会导致久站久走后腰痛，引起骶髂关节失稳。坐下之后，也可能会感到臀部后方、大腿上半部和膝关节后方的疼痛。所以，增强腘绳肌

肌力，恢复腘绳肌功能，对于预防和缓解腰痛也有着重要意义。

 小贴士

股二头肌可以帮助身体保持直立行走。走动时，牵制向前摆腿的速度；站立、弯腰时，控制髋部屈曲；弯曲膝关节时，股二头肌短头对膝盖弯曲就起到非常重要的作用。我们站立、步行、跑步、跳跃、骑自行车等都需要用到腘绳肌。如果身体突然向前倾斜，腘绳肌往往最先启动，随后才是臀大肌，最后是竖脊肌群。

腿形改善

足弓激活

练瑜伽的人喜欢将脚想象成大树的根，它可以为树干和树枝提供稳定的根基并为枝干带来养分。站立作为人类最本能的技能，承载着我们的日常行动。我们从孩童时代就学会了站立与行走，而随着时间的推移，我们站立与行走的习惯也发生着不同的改变，体态的形成则在这些习惯中逐渐显现。因此，足部的觉知在练习甚至是日常生活中，都是至关重要的。若没有敏锐的觉知与清晰的足底发力意识，就很难拥有一个相对健康的身体，好的体态则更是无从建立。

我们知道足部有两个足弓：纵向足弓与横向足弓。我们可以通过内踝、足舟骨隆起与第一跖骨的排列位置来判断足弓的

激活腘绳肌的推荐体式
肩肌桥式变体、弓步式、简易蝎子式、坐立前屈式
通过这些动作，在不同运动模式下调整腘绳肌的状态，恢复腘绳肌的正常功能。更重要的是，这些动作不仅单独针对腘绳肌，同时也对身体核心肌群进行了有效激活，更结合了对平衡力与柔韧性的训练，从而更好地缓解因腘绳肌功能紊乱而引起的腰痛。

情况。当内纵弓出现异常的下降时会引发扁平足，足底筋膜会过度拉伸，无法适当吸收身体的重量，因此很多的内部及外在肌肉必须来进行代偿，来替代足弓的工作。因此有扁平足的人，必须依赖足部内部或外在的肌肉主动收缩来支撑足弓，这种代偿的现象会导致这些肌肉的负担过重，导致疲惫、长骨刺，或者引发足底筋膜炎。与扁平足相反，高足弓是指内足弓过高。正常的足弓状态，在人体的足部形成了一个力学性能非常合理的拱形弹力结构系统，能使足底应力分布均匀。若足弓形态出现上述异常，就会导致它用于吸收能量、缓解震荡、保护足部以上关节的能力降低。

小贴士

足弓作为拱形结构，可支持负重，缓冲震荡，免使足底血管神经受压。它弹性好，利于完成行走、跑跳等人类必须具备的能力。组成足弓的关节多，并多为短骨，因此它灵活轻便，方便运动。若产生足弓塌陷，便会形成扁平足。足弓塌陷会导致血管神经易受压，足部易疲劳，甚至会产生疼痛。利用空中瑜伽中的吊床作为辅助工具，能有效地改善足弓塌陷所引起的不适。

我们可以借助空中瑜伽吊床完成踩、蹬动作，对足底进行更好的激活。足底如同身体的"形象大使"，很多时候，双腿所产生的问题，在双脚之中或多或少都透露

出些许答案。双脚就像一栋大楼的根基，在这之上才能建立美好体态的大厦。

改善膝超伸

人体在站立时，膝关节是自然伸展的，即髋外侧、膝外侧、踝外侧基本是呈一条直线。但是，如果在这个基础上，超过中立位置10°以上的过度伸展，就成为膝反屈。大腿和小腿就形成一个"C"的弧形，也就是我们所说的膝超伸。

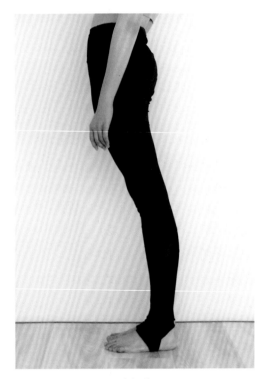

膝超伸

当膝超伸时，需要过度收紧股四头肌来维持身体平衡，同时小腿后侧肌肉也会相对紧张，降低了踝关节的足背屈能力，

在下蹲或下台阶的动作中容易出现膝关节活动代偿，引起膝关节的疼痛。这时我们除了增强膝关节的稳定，还需要伸展股四头肌缓解僵紧，同时伸展小腿后侧协同改善，因为形成膝超伸的一个重要因素就是小腿后侧深层比目鱼肌的紧张。

当膝关节出现超伸，同样可能影响脚掌的受力不均，造成功能性扁平足。因为过度紧张的小腿后侧肌群降低了主要维持内足弓的胫骨前肌的力量。这时，除了上述方式，我们还应加入小腿前肌力量的练习恢复足弓的正确形态。

另外，骨盆的过度前倾也会导致膝关节超伸。配合腰大肌的调整训练，强化腹部与臀部的肌肉力量，帮助稳定骨盆，可以更好地改善膝超伸。

O形腿

O形腿就是俗称的"罗圈腿"，也叫"膝内翻"，是指双脚并拢时，内脚踝能相碰，但两个膝盖无法接触的腿形，看起来就像字母"O"。股骨过度外展，导致双膝无法并拢，最终形成O形腿。在水平面，我们进行大腿的内旋与外旋运动，而膝关节的内外翻是发生于冠状面上的。所以发生膝内翻时，股骨可能出现内旋或外旋。

日常生活中，通常会导致O形腿的不良习惯包括长期穿高跟鞋、走路外八字脚、稍息姿势站立、盘坐、跪坐、跷二郎腿等。

在运动状态下，标准腿可以将运动的冲击力平均分布在整个膝关节，但O形腿由于膝关节内翻，身体重量就集中在了膝关节内侧关节面上。过度的压力和摩擦力会磨损膝关节内侧软骨面，从而诱发膝关节疼痛或骨性关节炎。

常见O形腿的改善

生活中，我们最常见到的是因股骨过度外展、外旋，胫骨内旋，使得小腿胫骨和大腿股骨在膝关节形成了一个内翻的夹角所产生的O形腿。有这类O形腿的人，由于整个下半身的平衡感较差，小腿胫骨、大腿及臀部必须辅助支撑，下半身囤积多

改善常见O形腿的推荐体式

小狗式、吊桥侧摆式、坐立平衡式、摆动马尾式、侧向芭蕾式、单腿下犬式、蝗虫式、空中浮克式、悬吊手倒立式、卧天鹅式、坐姿天鹅式

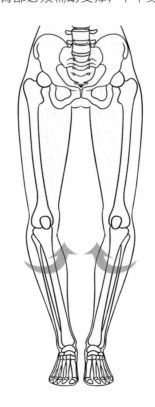

你还应该知道

很多年轻的女性更容易形成X形腿或O形腿。走路是内八字，驼背，塌腰翘臀。这样的腿形为：在双膝并拢时，小腿无法相互并拢，膝盖窄细，小腿的外侧更为粗壮。

不少女生或多或少的都会有小腿肚子向外翻的问题，此类腿形的人：大腿内侧肌肉紧张，导致膝关节下方外侧的腓骨朝外偏移、突出。相反，膝盖会向内转。当膝盖向内扣时，上方股骨头大转子也会向外突出，使髋关节失去稳定。

由于髋关节是连接上半身与下半身的重要位置。所以当髋关节歪斜时，位于上方的骨盆及腰椎也很容易发生形变。所以，这类腿形的人也很容易引发腰痛以及颈部僵颈、肩部不适等症状。

在空中瑜伽中我们可以通过加强腰腹核心肌群的训练，例如：支架式、大雁式等，以及调整腿部平衡的小狗式、悬挂战士序列等动作进行改善。

余的脂肪，容易引起下半身的粗壮。因为肌肉疲劳使得血液循环能力较差、淋巴循环停滞，双腿更容易出现肿胀。出现这类问题还可能导致腰痛，很多女性也可能会产生头颈的疼痛。

这时，改善的方法为激活大腿内收肌群，配合臀腿外侧部肌群进行松解与调整。

X形腿

X形腿就是俗称的"外八字腿"，也叫"膝外翻"，是指双腿并拢时，双膝可以接触，但内脚踝却分开的腿形，无法封闭的双腿看起来像字母"X"。

一般情况下，膝外翻导致身体的重量更多集中于膝外侧关节面，内侧副韧带常因外翻而发生拉长或松弛，髂胫束缩短。外观上，膝关节处向内凹陷，大小腿的内侧肌肉紧张、外侧肌肉薄弱，导致双腿内轮廓线更加内收；而由于小腿的膝关节下

方向内突起，小腿显得特别弯、特别短。而小腿前侧薄弱，导致内侧、后侧、外侧用力代偿，特别是内侧用力，也更容易造成内侧紧张。

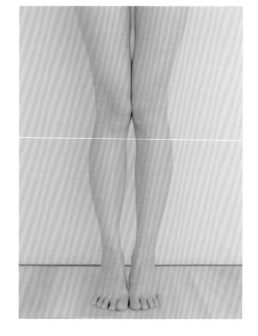

双角前推式、四边形式、大摆钟式、菩提树式、侧向芭蕾式、悬吊战士二式、空中树式、勇者式、束角式、半马式、肩肌桥式小狗式、三角式序列

常见的X形腿的改善

生活中，我们常见的X形腿型多为股骨内旋、胫骨外旋造成的。有这类腿型的人，可能会有膝盖或小腿外侧的疼痛。由于脚底支撑不稳定，上半身更容易变得粗壮。在练习中，我们需要重新调整大腿内侧肌肉的状态，增强臀肌的力量，同时重新激活大腿内收肌群与小腿的三头肌（腓肠肌、比目鱼肌）。

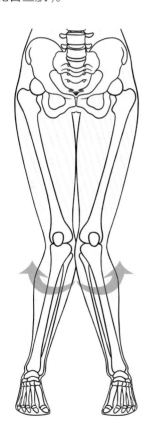

肩颈疗愈

 小贴士

头部与颈部位置的平衡，对姿势的构成有重要的影响。头颈问题不仅会产生疼痛，也会引起紧张与疲惫感，甚至会阻碍通往手臂的神经循环。

当我们长时间处于头部前移的姿势时，不仅会给颈椎造成很大的压力，同时呼吸将会受到限制，产生呼吸不畅的现象。标准体态为头部在胸部正上方，如果出现颈椎过度前凸、前探头，就会严重影响我们的健康。这种状态与中、下颈椎的屈曲相关。我们需要通过练习对胸锁乳突肌、肩胛提肌进行重新激活，同时激活颈深屈肌。在完成吊床中所有保持头部中立位的练习中配合收下颌的动作。

其次，胸椎过分后凸，肩胛骨外展过度，也会导致颈椎代偿，增加前凸的幅度。我们需要更多加强上背部肌肉（如中下斜方肌、菱形肌、背阔肌等）、深层多裂肌与肩关节伸肌的力量。同时伸展胸部前侧肌肉，增强胸部肌肉动作范围。长期驼背导致胸部肌肉僵紧，重新激活胸部肌肉，使其恢复弹性，会降低对背部肌肉的阻力，让脊柱保持正位。

再次，若出现双耳不等高、不平齐，颈椎向一侧弯，对侧肩胛提肌、胸锁乳突肌、斜角肌与上斜方肌紧张，有明显疼痛

改善头颈前移的推荐体式

站立颈部活动式、倒立V字扭转式

改善驼背的推荐体式

简易上犬式、支架式、眼镜蛇式、骆驼式、骆驼扭转式、蝗虫式、坐姿扭转式、倒立V字扭转式、大雁式、火箭式、倒挂鸽子式

改善"歪脖"的推荐体式

站立颈部活动式、三角式序列

冥想式、合一式、茧式伸展式、胎儿式

倒立V字放松式、单腿下犬式、大雁式、火箭式

从瑜伽的角度来讲，借助吊床完成这些使身体倒置的体式，能够帮助脊柱释放压力，缓解失眠。

不适，我们也需要通过相应的训练实现肌肉的对称。

最后，对于肩颈的调整与疗愈，我们依然需要更多地激活身体稳定肌群，包括稳定脊柱与骨盆的腹横肌、多裂肌、腰大肌与臀中肌等。这部分我们已经在本书中的相应部分进行了阐述。

睡眠障碍

睡眠一直被我们看作生活中最自然的一件事，自然到我们很难重视它。随着很多人睡眠的时间越发减少，加上不良的睡眠习惯，工作学习的巨大压力以及较少的日常运动，我们开始出现睡眠质量不高、失眠、多梦、早醒等睡眠问题。当睡眠出现障碍，我们的身体也会随之出现很多问题：长期睡眠不足，使我们免疫力低下；每天少于7小时的睡眠，使我们患心脏病的风险加大；对于女性来说，更容易导致皮肤问题，加速衰老；睡眠不足也会降低记忆力、逻辑推理能力和注意力，同时危害心理健康，也会影响减脂效果。

通过空中瑜伽的练习，试着让我们获得一个更好的睡眠，从而更高效地工作、更融洽地与他人相处，并拥有一个更佳的自我。处于更年期的女性，随着卵巢功能的丧失，甲状腺和肾上腺等腺体变得过度活跃，这可能会导致激素失衡。我们会在这个时期出现焦虑、抑郁与失眠的问题。通过瑜伽的练习，可以帮助她们更好地调

节激素水平，提高身心的稳定状态，安抚神经系统，保持情绪的平衡，从而收获一个更高质量的睡眠。

首先，通过在吊床中完成静坐练习，配合呼吸法，有助于放松神经，避免紧张。在吊床的包裹中，你会感觉更加安全。同时你会感受到一种随时间的流逝，呼吸与吊床一同逐渐变得平稳的神奇体验。

其次，借助吊床也让能我们更加轻松地完成倒立体位的练习。这些倒立体位的练习为大脑提供新鲜的血液，使得我们重新振作起来。同时帮助我们平衡体内的激素水平，消除焦虑和紧张。于吊床中进行练习，也可以提升我们的勇气、意志力与平衡能力，有助于我们平衡身心，稳定情绪，增强神经系统，调节植物神经紊乱。而这些也都是导致失眠的重要原因。

最后，空中瑜伽的练习属于自然疗法，我们需要给予自己更多的时间进行训练，只有坚持，才能让睡眠障碍彻底远离我们。

产后修复

在产后，我们的身体发生了很大的变化，包括泌尿和生殖系统、呼吸系统、循环系统、运动系统和体温调节系统。不仅是产后，其实在孕晚期，你就可能已经开始出现了颈椎或腰椎的不适与疼痛。器官系统的变化也会引起运动系统的变化，包括腹肌达到弹性的极限；重心改变机械性优

势降低；盆底肌降低2.5厘米；关节周边韧带整体强度变弱；胸腰筋膜对躯干稳定度降低，背部、骨盆、下肢承重关节开始松弛等。这些变化使得我们在产后出现很多不良姿势，导致不适与疼痛，例如胸椎和颈椎生理弯曲异常，可导致重心前移，引发腰痛；肩带与上背部变厚变圆；驼背、圆肩、头颈前移导致肩颈不适、精神状态不佳；膝关节超伸、髋关节外旋导致的腿形不正等。

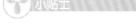 小贴士

产后恢复分为三个阶段。
黄金期：42天至6个月。
理想期：6个月至1年半。
效果期：1年半至3年。
但是，人体的机能是能够通过训练被唤醒的，即使产后已经有10年以上的时间，我们也可以通过练习进行修复，并得到比较满意的效果。

超过半数的女性在孕期有腰疼的经历，这和在孕期身体承载的负荷过大与生理机能的改变有很大关系。而在产后，这样的疼痛依然伴随着很多人。身体的机能尚未能到修复、错误的哺乳与抱婴的姿势、睡眠不足、无法适应新的角色而产生的焦虑等，都可能成为引发腰痛的因素。不良的姿势不仅会导致腰痛，还会导致肩颈疼痛与膝关节疼痛等。在体态上出现重心前移、平背、膝关节超伸与外八字脚的姿态，在

形态上也可能发生胸部下垂、腹部松弛、臀部扁平与双腿肿粗的现象。这些问题我们依然可以通过练习空中瑜伽进行改善。

这些体式包括站立姿势、简单的前屈与支撑姿势。通过吊床的辅助我们可以让训练更加简单、安全和有效。但是每个人的需求与身体状态不同，所以我们应该根据自己的实际情况进行相应的练习，我们也建议你最好在专业瑜伽教练的指导下进行练习。

盆底激活

骨盆底肌的肌肉结构分为三层。第一层也是最外层，它紧密地与外阴及阴道内的勃起组织相连接。第二层肌肉也称为秘尿生殖膈，它水平贯穿盆底前侧出口，像是一个三角形的膜。第三层组成了骨盆更深层的肌肉结构，我们称为盆隔，它主要由提肛肌所组成。阴道和肛门之间与骨盆底部的区域称为会阴，会阴处有一个强壮的肌腱汇聚的点，它连接了肛门外括约肌和球体海绵体肌，呈现8字形。"会阴中心腱"是非常重要的枢纽中心，它连接骨盆底部表面和深层的肌肉，以及阴道后壁的平滑肌。

在怀孕时期，盆底肌肉和韧带承托着胎儿和子宫的重量，经受着不小的压力。在分娩的过程中，骨盆底部围绕着阴道口的肌肉开始变得松弛，为分娩做好准备。所以，在产后我们需要使这些肌肉与韧带得

激活骨盆底肌的推荐体式

低位吊桥式、吊桥侧摆式、肩肌桥式

调理子宫的推荐体式

小狗式、倒立V字放松式、单腿下犬式、大雁式

到重新的激活，慢慢恢复到产前的状态中，重新担负支撑内脏器官的功能。同时配合耻骨肌与下腹部的激活训练，将支撑骨盆内器官的肌肉一同调整至最佳的状态。

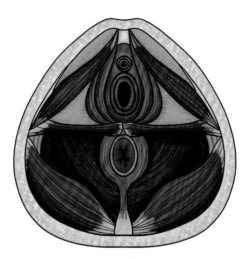

骨盆底肌

改善腹直肌分离的推荐体式

低位吊桥式、支架式

你还应该知道

对此类人群，在日常的练习中还应该避免以下动作。

1. 卷腹动作，例如仰卧起坐等。

2. 使腹部隆起的动作，例如仰卧上举腿等。

3. 强烈的拉伸腹部动作，例如瑜伽上犬式等。

首先，我们可以通过借助吊床完成一些简单的动作，这些动作可以帮助我们更好地感受盆底肌肉的收缩。配合呼吸引导，反复多次缩放骨盆肌肉，刺激并激活骨盆底肌。

其次，我们可以借助吊床进行倒立的体式，帮助改变重力的方向，将子宫的韧带和骨盆底部的肌肉向身体内部拉动。

最后，配合耻骨肌与腹部核心的激活训练，帮助稳固骨盆，以使它更均匀地承担身体重量。

腹部核心

产后妈妈最常听到的一个词就是"腹

直肌分离"，在怀孕的工程中，不断扩张的腹部使腹白线变得更加薄弱与伸展，形成了空隙与分离。这个问题常出现于孕期与产后。极少数腹直肌分离严重的妈妈还可能需要借助手术。但是其实它也没有那么可怕，对于大部分妈妈而言，在产后的4~12周，腹直肌分离都可自行修复。它也并不是妈妈的专利，一些男性与未孕的女性也有腹直肌分离的可能。但都可以通过物理治疗或运动训练进行修复。

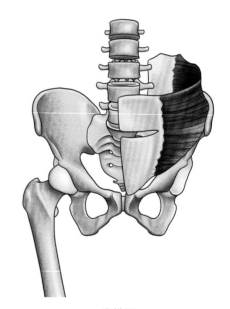

腹横肌

在怀孕时，日益成长的宝宝使得妈妈的腹部出现过度的负载，加之长时间被牵拉导致的紧张加剧，孕晚期时松弛素的分泌增加，这些都使腹部深层稳定肌——腹横肌受到巨大的挑战。它是维持腹压的重

要角色，也是腹直肌分离的直接原因。当腹横肌力量不足时，腹直肌就会过度分离，所以对于腹横肌的激活非常重要。

稳定骨盆

骶髂关节由骶骨与髂骨的耳状关节面相对而构成。关节囊紧张，并有坚强的韧带进一步加强其稳固性，运动范围极小，主要是支持体重和缓冲从下肢或骨盆传来的冲击和震动。在孕期，准妈妈们的腰椎容易呈现过度前凸的现象，同时伴随骨盆的过度前倾，这样的状态会给骶髂关节带来非常大的压力。一些准妈妈在孕期就已经出现椎间盘突出的症状，还有一些会在产后慢慢出现这样的症状。

特别是在孕晚期，我们可以观察到很多准妈妈开始加大双脚之间的站距，髋关节也开始呈现外旋的状态，双脚外八字站立，这样的姿势不仅影响腿形，同样会给骶髂关节造成巨大的压迫，造成慢性疼痛。另外，骨盆作为女性的生育通道，在分娩的过程中胎儿的头部可能会强迫将它向后推动，以此扩大骨盆的出口。骶髂关

节的活动度非常有限，虽然它可以允许嵌入骨盆的骶骨在前后方向稍作活动，但是当活动的幅度超过正常范围就会引起疼痛，产生腰背部不适。

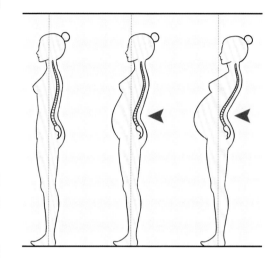

所以，我们非常需要通过产后的修复训练进行身体形态的矫正与功能的恢复，缓解不适，塑造更好的身姿。

骨盆调整

我们的骨盆是盆状的环形结构，承载着身体和腹部器官的重量，通过髋关节将此重量转移至双腿。相较于男性，女性的骨盆略短且宽。在孕期，为了在生产的过程中，扩大产道的面积，同时受到激素的影响，骨盆开始变得更宽。导致连接在骨盆周围的肌肉、筋膜以及韧带出现弱化，使骨盆变得不稳定，在站立、行走中就很容易产生疼痛，同时也影响着腰臀的形态。

首先，在孕期随着女性激素水平的改

变，耻骨联合周围韧带松弛，耻骨联合分离是胎儿为了生长发育而出现的一种生理需求，大部分妈妈都能适应，甚至无痛感。而造成耻骨痛是因为耻骨间的分离过大，所以会引起疼痛。在产后，我们可以通过建立大腿内收肌群的力量，特别是耻骨肌，帮助改善耻骨联合分离。选择单侧锻炼内收肌的动作进行交替练习。在吊床的辅助下完成练习，使得练习更加轻松、安全。

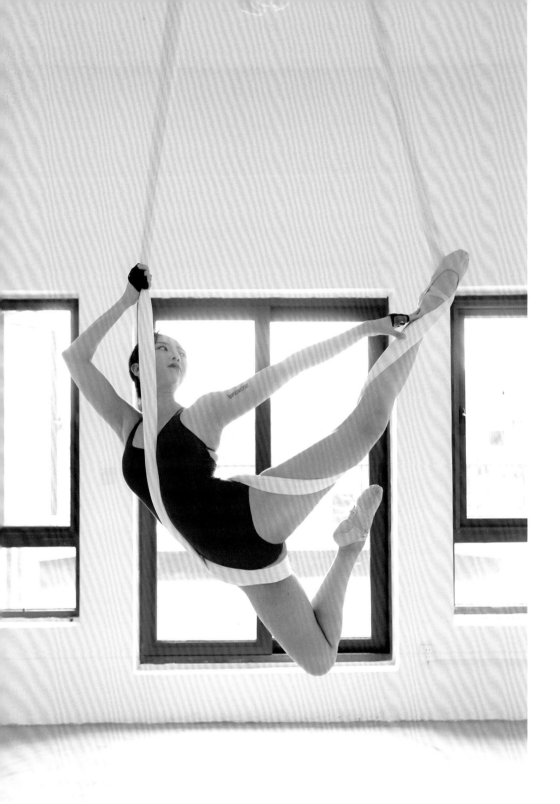

06

塑造身体形态的体式序列

你还应该知道

脊柱屈肌的构成

脊柱屈肌可被称作"前腹"——又可简称为"腹部肌肉"或"腹肌"。腹部肌肉由腹直肌、腹横肌、腹内斜肌和腹外斜肌组成，它们都是影响腰围与腹部形态的重要部分。经常被称为"八块腹肌"的腹直肌主要用来维持脊柱的稳定性以及缩短躯干和髋关节之间的长度；其中最深层的腹横肌负责维持胸椎和髋关节的稳定；而相对位于表层的腹内斜肌和腹外斜肌直接影响着前后左右的弯腰能力以及旋转躯干的能力。

雕刻腰腹的推荐体式

支架式、坐立平衡式、坐立支撑式、悬吊猫式、菩提树式、空中树式、坐姿扭转式、浮动船式、悬吊侧板式、超人式、浮动蛇式、引体坐落、引体摆跃、背带式、蝙蝠式、蝙蝠伸展式、小球式、旋涡式、飞蛾式、骆驼式、扭转骆驼式、新月式、火箭式、飞翔式、动态飞翔式、悬挂战士式、小蝶序列

雕刻腰腹

紧实的腹部是好身材的重要标志，而对于大多数女性而言，纤细的腰围要比平坦的腹部更具吸引力。所以在练习中我们需要更多关注腹部深层肌群的训练，这样的训练可以使我们更容易获得纤细的腰身，同样它也可以帮助我们收获更具线条感的腹部形态。更重要的是它还可以让身体运作得更好，更加健康。在空中瑜伽的吊床中进行练习，训练效果会得到更多提高，它可以帮助我们更好地增加脊柱的稳定性，增强腹部肌肉的耐力，建立"内置束腰"。

在上一章我们了解到通过建立腹横肌与多裂肌的力量帮助稳定脊柱与骨盆，从根源缓解腰痛，塑造挺拔的脊柱。同样，这些也是缩小腰围的训练重点。

什么脊柱伸肌

脊柱伸肌又名"后腹"，由竖脊肌、腰方肌以及多裂脊肌组成。圣诞树形状的竖脊肌实际上是一组从腰椎一直延伸至颈椎的肌肉和肌腱。竖脊肌负责脊柱的稳定和移动。竖脊肌包括棘肌、最长肌、髂肋肌。多裂肌属于横突棘肌，在竖脊肌深处，回旋肌和半棘肌之间，是横突棘肌肌群中最容易锻炼的肌肉，也是深层核心稳定肌。通过训练脊柱伸肌，我们不仅可以拥有性感的后腰曲线，还可以避免腰痛的产生。

重塑美腿

消除水肿，缩小腿围

在空中瑜伽中我们可以通过对大腿的内收肌群的训练帮助消除因代谢不畅导致的双腿粗肿，同时减少大腿内侧脂肪的堆积。

我们时常会忽略一个非常重要的肌肉，耻骨肌！这块看起来毫不起眼的肌肉，却可以为美化腿部形态锦上添花。在正常的内收肌群的训练中，我们很难将这块肌肉激活，我们需在屈髋60度时进行腿部内旋内收的练习，才能真正激活这个部位。耻骨肌连接于骨盆底端，这块肌肉薄弱也很容易造成痛经或腹股沟疼痛等问题，若你也是个时常被痛经折磨的女性，可以加强耻骨肌的练习。这不仅能让双腿笔直，还能充分解决月月苦恼的难题！

 小贴士

想要更好地完成瑜伽中的莲花盘坐，我们也可以通过对耻骨肌进行激活，帮助髋关节创造足够的空间让股骨完成深度的外旋。

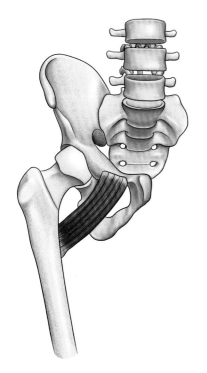

耻骨肌

平衡臀腿，减少代偿

大腿前侧粗壮是不少女生的烦恼。大腿前侧的粗壮，往往是大腿前侧的股直肌代偿过度所造成的，那么它在为谁卖力工作？这时我们就要追溯到跟它协同合作，帮助身体屈髋的腰大肌了！在运动中，这两块肌肉协同作用，帮助我们进行髋屈。就以走路为例，错误的走路姿势也会引发腿粗一圈的悲剧！

这根本的原因就是不正确的发力习惯打破了肌肉原有的协调平衡能力。在走路过程中，当你抬腿向上时，若腰大肌无力，则更多依靠股直肌发力，完成屈腿向上的动作，这就是"走出粗壮肌肉腿"的原因。所以，通过对腰大肌进行锻炼，让这块隐藏在深层的"偷懒"的肌肉调动起来，分担力量，才是从根源解决大腿前侧粗壮的方法。

其次，一些人大腿前一侧会有明显的突出，无论如何减脂，体脂如何下降，仍然无法擦掉它们的突兀。这块永远消减不下去的位置，就是辛劳代偿的阔筋膜张肌！阔筋膜张肌协同臀中肌帮助髋部的外展，若臀中肌玩忽职守，阔筋膜张肌只得承担双份的工作量。

当臀中肌激活不足时，阔筋膜张肌的过度代偿，也会使股骨产生内旋，同时限制股骨的外旋运动，形成假胯宽，在视觉上拉低髋部，显得双腿短粗。长期的高负荷工作，也加剧了它的紧张与僵硬，连带着髂胫束僵紧，引起膝关节的不适、弹响髋等问题，甚至导致一些髋膝的疼痛。因为它是稳定骨盆的主力大将，所以加强臀中肌的训练是矫正腿形的重要一步！

所以想要解决这里的问题，我们就需要平衡其肌肉的功能，加强臀中肌的力量。我们可以通过一些空中瑜伽的体式进行改善。

消除水肿的推荐体式
小狗式、吊桥侧摆式、坐立平衡式、摆动马尾式、鹤禅式、侧向芭蕾式、单腿下犬式、悬吊手倒立式

针对耻骨肌的推荐体式
吊桥侧摆式、鹤禅式

消除大腿前侧粗壮的推荐体式
悬吊上犬式、坐立平衡式、弓步式、卧天鹅式、单腿下犬式、倒立V字扭转式、火箭式、倒挂鸽子式、引体坐落、骆驼式、新月式、火箭式、飞翔式、动态飞翔式

改善大腿前旁侧凸起的推荐体式
菩提树式、空中树式、悬吊侧板式、飞鹿式、悬挂战士序列

你还应该知道
大腿外侧粗壮还需要改善髂胫束和股外侧肌的关系，筋膜粘连也会导致大腿外侧异常粗壮。可以通过手法松解，也可以选择泡沫轴进行放松，还可以通过瑜伽中英雄坐姿类的体式进行拉伸。

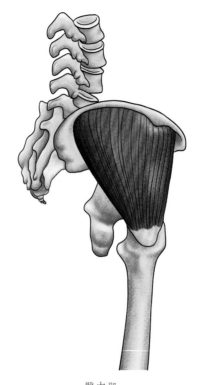

臀中肌

改善臀部凹陷的推荐体式
菩提树式、空中树式、幻椅式、悬吊侧板式、飞鹿式、悬挂战士序列

> **小贴士**
>
> 臀中肌是呈中等大小的扇形肌肉，位于臀大肌前方，有部分肌肉被臀大肌所覆盖。臀中肌止于股骨大转子，覆盖了臀小肌。

最后，当臀中肌的肌力不足时也会减弱单腿站立的能力，在我们行走时臀中肌无时无刻不在帮助我们稳定骨盆。同时臀中肌收缩会使骨盆侧倾，在后弯时臀中肌收缩也会帮助抵消髋部的外旋动作，而僵硬和紧张的臀中肌也会限制髋部股骨向外转动的姿势。

在训练时我们可以借助吊床，使股骨完成小于35度的外展动作，配合足外翻，以更好地激活臀中肌。也可以借助吊床辅助更好地完成单腿站立的动作，臀中肌也会在反扭转体式中帮助加深身体的扭转。

立显翘臀

臀中肌训练

很多女生都会抱怨自己的臀部扁平下垂，不够浑圆，甚至臀部两侧出现凹陷。若股骨大转子上方臀部区域出现凹陷，也就是图片中示意的A区肌肉较为薄弱，我们就需要通过臀中肌的训练帮助塑造浑圆的臀部。

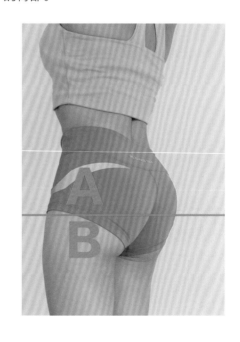

臀大肌训练

臀大肌是最容易训练的肌肉，也是最难训练的肌肉。为什么这么说？因为臀大肌是人体中最大的肌肉，每侧臀部各有一块。这两块肌肉可以帮助我们移动臀部和大腿，并且保持我们的身体直立。

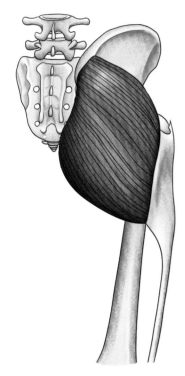

臀大肌

臀大肌从我们的骶骨背面一直延伸至我们的臀肌粗隆和髂胫束。很多人膝关节疼痛也与臀大肌有很大的关联。在体态上，若臀大肌激活不足也会导致重心前移与骨盆前倾的问题发生。而它的机能可以帮助我们的身体完成髋伸展、髋外旋、髋外展等一系列的动作。在日常生活中的每一步我们都需要臀大肌的工作，这也是为什么很多人行走多了，就会出现腰痛的原因（当然不一定全部都是臀大肌的无力导致的）。

在空中瑜伽的训练中我们可以通过股骨完成后伸并内收的动作来更好地启动臀大肌，包括站姿、后弯和前屈等动作，建立其耐力、力量与延展性，恢复臀大肌功能，同时使它更好地参与身体的整体运动。

提升上围

胸大肌训练

一提到"练胸"，很多女生都认为这是健身房"举铁男"的专利，或者直接与胸部大小关系联想到一起。我们应该学会正视我们的朋友——胸大肌。女性的乳房位于胸大肌上方。力量训练可以增加胸大肌的厚度，让胸部脂肪下的肌肉变得紧致结实。当强有力的肌肉托起你的胸部，从视觉上就达到了更大更挺的效果，胸型也会有一定改善。另外，长期伏案工作、不正确的站坐姿导致的含胸圆肩这类体态问题也会造成胸肌的僵硬和紧张，使得胸部在视觉上缩小了。因此我们需要通过空中瑜伽改善胸部的形状。通过练习增强胸部肌肉，防止胸部下垂，美化胸部线条。同时帮助伸展胸部、腋窝与肩膀，保养胸部，

塑造蜜桃臀的推荐体式

阴阳斜板式、肩肌桥式及变体、弓步式、勇者式、火箭式、悬吊战士三式、坐立前屈式、卧天鹅式

通过这些练习不仅可以增强臀大肌的力量，还可以很好地训练臀大肌的耐力与柔韧性，以及与其他肌肉相互配合完成运动的能力，建立更好的运动模式。

美化胸型推荐体式

支架式、鹤禅式、悬吊上犬式、单肩伸展式、束手式、眼镜蛇式、坐姿扭转式、舞蹈式、倒立 V 字扭转、倒挂鸽子式、悬挂战士式、三角伸展序列、小龙女序列

训练前锯肌的推荐体式
支架式、鹤禅式、三角伸展
序列

预防乳腺疾病。配合呼吸，也可以缓解女性的疲劳与焦虑。

胸大肌位于胸廓前上部浅层，肌束分为锁骨部、肋胸部和腹部3部分。胸大肌收缩可以使上臂在肩关节处屈、内收和内旋，适当的练习胸大肌可以让我们的胸部在视觉上看起来更加坚挺。通过恢复胸肌功能（包括胸小肌），也可以帮助我们获得更加挺拔的身姿，缓解疼痛，防止乳腺疾病的发生。

在空中瑜伽中，吊床会帮助我们减小负重。对于力量较弱的女性，它可以更好地帮助我们感受到胸大肌的发力，例如支架式。另外，在完成火箭式等动作时胸大肌也会得到更充分的伸展，增强胸部张力。同时在空中瑜伽的练习中双手手臂拉身体向上的动作也可以帮助我们训练到它。

前锯肌训练

想要更圆润挺拔的胸部线条，除了练习胸大肌，前锯肌的训练也不可或缺。前锯肌的训练不但可以帮助我们挺拔胸部，同时还可以减少腋下的赘肉。对于女生而言最简单的练习就是推墙动作。在空中瑜伽的体式中很多推身体远离吊床的动作都可以很好地训练前锯肌。例如在三角伸展序列中，利用吊床的辅助可以帮助前锯肌与菱形肌产生更加充分的拮抗力，使前锯肌在参与身体运动中有更好的表现。

 小贴士

前锯肌位于胸骨外侧，有多个起点，从胸前的第九肋骨上缘开始，绕着身体，延伸到肩胛骨。

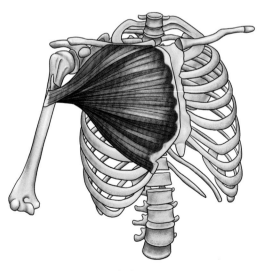

胸大肌

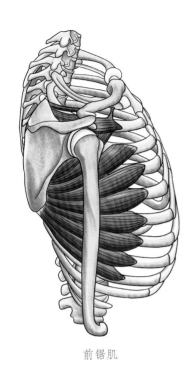

前锯肌

美化手臂

很多女孩子很惧怕肌肉，担心肌肉的增加会让手臂更加粗壮。其实女性是很难仅通过训练达到与男性一样的肌肉维度的；另外，更强壮的手臂肌肉才是对抗手臂松弛的最有力武器；最后，紧致纤细和线条分明的手臂，才是女生们的理想手臂。

肱二头肌和肱三头肌的线条更加清晰，帮助我们的手臂变得更加紧实，消除"蝴蝶袖"。更强壮的肱二头肌，让你能够更加轻松地携带东西。肱三头肌可以保护肘关节，每当手肘被迫弯曲时，肱三头肌

都可以充当减震器来减轻压力，例如在骑自行车时，肱三头肌就会给予手臂很好的支撑。

更强壮的肱二头肌不仅可以让你拥有漂亮的手臂，还可以缓解肩颈疲劳，消除"虎背"。手臂的强壮，也能够让全身的肌肉从中受益。我们在做瑜伽练习时，如果手臂的肌肉太过薄弱，就会让你感觉到胸部、背部与肩部的锻炼并不充分，更多的酸胀感都集中在了手臂上。

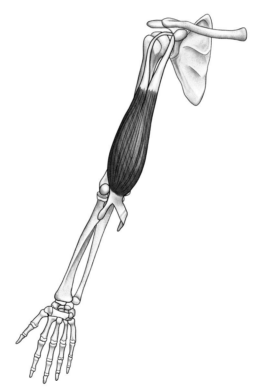

肱二头肌

雕刻手臂线条的推荐体式

支架式、小狗式、坐立支撑式、悬吊侧板式、鹤禅式、单腿下犬式、大雁式、简易头倒立、简易手倒立、悬吊手倒立、简易蝎子式、引体摆跃、小球式、空中浮克式、动态飞翔式、苍鹭序列、小龙女序列、单肩伸展式、束手式

调整手臂肱二头肌与肱三头肌的状态，配合平衡训练，更好地恢复手臂功能，美化手臂线条，也能够帮助缓解肩颈不适。

在空中瑜伽练习中我们会在吊床上完成拉、推、下拉跳跃与引体向上的动作，而不是做单一的力量训练，这样的动作可以更好地增加手臂肌肉的力量与耐力，对于塑造、修饰手臂线条更有帮助。

小贴士

肱二头肌是一块双头的梭形肌，短头起于肩胛骨的喙突，接近胸小肌的止端。长头起于肩胛骨的肩盂顶，向下越过肱骨，进入肱二头肌沟。肱三头肌在手臂后侧，呈现为一块有三个头的肌肉，包括外侧头、长头肌及内侧头。内侧头及外侧短头起于肱骨，长头起于肩胛窝的下缘；三个头并合成一条远程的肌腱，终止于尺骨的鹰嘴突。

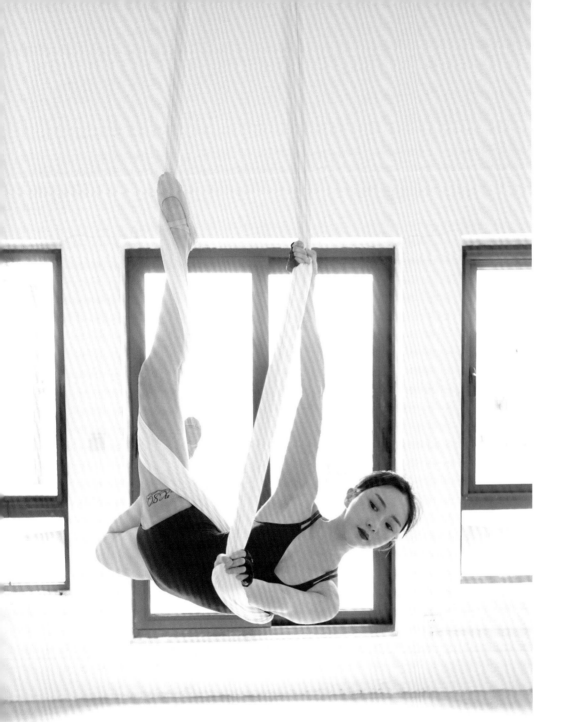

如何制订空中瑜伽的训练计划

高效模型

如何进行一节60分钟的空中瑜伽课程，在课程中更好地重塑体态与体形，让每一分钟被充分地利用起来，让课堂更加高效？当我在给维密超模上课的时候，我希望自己所编排的课程不会浪费她们的宝贵时间。本章内容大多为我在自己的练习与教学中所总结的经验，也希望这些方案能够带给你一些启示。

更高效的时间分配

我们可以将一节60分钟的课程分为以下4个部分。

第一部分　柔韧性训练（5~10分钟）

提高柔韧性，减少运动伤害。可以借助吊床选择与静态拉伸、动态拉伸相结合的拉伸训练。

静态拉伸可以纠正肌肉不平衡和放松紧张的肌肉，拉伸后的肌肉柔韧性明显增加，而强调稳定性与本体感受和肌肉拉伸的动态拉伸能够提高练习者的功能能力。

第二部分　心肺训练（5~10分钟）

提高心率，提高肌肉的摄氧量。可以借助吊床完成一些跳跃动作。帮助快速提高身体温度，做好心理准备，提高大脑觉醒度。同时提升整节课程的减脂效果。

第三部分　针对性的改善训练（30~45分钟）

借助低空与中空位吊床帮助激活与恢复身体机能。同时通过空中瑜伽高空体位的练习，进行平衡力、耐力与爆发力训练。全面提升身体素质，调整体态，重塑体形。

第四部分　放松、调息与冥想练习（5~10分钟）

吊床帮助我们更加舒适地进入冥想与调息的体位。让我们恢复自然的、有弹性的静息潜能，把最简单的动作提升到一个使我们安逸的状态，从而使得内心获得平衡与愉悦。

更深入的训练感受

我们需要知道，即使有几个人以相同的弧度、姿势或顺序做出行为，他们也不一定会获得同样的体验。每个个体都有唯一性，所以无论是引导他人完成练习还是自我的练习，你都需要在练习中更加专注。仔细观察并体会当下的训练，找到最适合他或是自己的方式。

对于他人的引导，你可以通过观察、触摸、聆听等方式帮助你判断这位练习者所处的状态，这包括他的发力方式、发力的顺序、呼吸状态，甚至是内在情绪，你需要结合这些因素快速做出辅助调整的方案。对于自己的练习，你需要更加专注，调动你的觉知，追寻你的经验并结合当下的状态进行调整。在多年的练习中我发现，一旦你进入练习，并重复了某一种练习，就会积累一些与自己的共鸣，并通过长时间的训练进行累积，让它成为你的一部分。无论是空中瑜伽还是任何一种运动项目，随着时间的推移，会逐渐变成一种本能。

更细致的指导建议

我们经历过这样的情况：如果过度拉伸或用力过猛，身体很可能会把它的本体感受以毫不含糊的方式指出。对于训练方案同样适用，我们需要帮助练习者制订出适合自己的最佳方案。作为空中瑜伽的教练，要发现自己的平衡点，然后帮助练习者在训练中寻找他们的平衡点。这里所指的平衡点不仅是在吊床中完成某个动作，而是找到身体状态与内在状态的平衡。身体的很多问题，包括不良腿形、肩颈不适等都是源于用力的不平衡，而各种焦虑、狂躁与抑郁的情绪也是源于内心状态的不平衡。我们需要逐渐学习这种寻找平衡的能力，并把这种能力传达给邀请我们帮助其进行改变的每一个人。同时，你还要知道，教学这是一个模仿、重复和与尊重的过程。

针对性的课程编排推荐

课程一：改善圆肩、驼背、头前倾

示范编排

1. 松解放松（5分钟）

束手式、眼镜蛇式、坐立前屈式、颈部活动式。

2. 心肺训练（5分钟）

引体摆跃、引体坐落。

3. 核心平衡（10分钟）

支架式、悬吊侧板式、大雁式、悬吊手倒立。

4. 力量耐力（30分钟）

选择激活体式＋平衡体式的复合型训练组合。

第一组：坐姿扭转式＋超人式

第二组：倒立V字扭转式＋单腿下犬式

第三组：燕尾蝶式＋飞翔式（高级训练）

5. 冥想放松（10分钟）

低位小桥式、胎儿式。

课程二：产后修复

示范编排

1. 松解放松（5分钟）

金刚坐式、颈部活动式、冥想式、茧式。

2. 心肺训练（5分钟）

大摆钟式、阴阳斜板式。

3. 核心平衡（10分钟）

支架式、幻椅式、超人式、菩提树式。

4. 力量耐力（30分钟）

可根据实际情况选择练习：

小狗式、坐立平衡式、吊桥侧摆式、悬吊猫式、侧向芭蕾式、摆动马尾式、肩肌桥式及变体、悬吊侧板式、鹤禅式、浮动船式、大雁式。

5. 冥想放松（10分钟）

低位吊桥式、胎儿式。

课程三：骨盆前倾

示范编排

1. 松解放松（5分钟）

双角前推式、骆驼式、卧天鹅式、弓步式。

2. 心肺训练（5分钟）

引体坐落、摆动跳跃、背带式、小球式。

3. 核心平衡（10分钟）

支架式、悬吊侧板式、树式、简易手倒立。

4. 力量耐力（30分钟）

选择力量体式+平衡体式的复合型训练组合。

第一组：战士序列

第二组：肩肌臀桥及变体+坐立支撑式

第三组：竹竿式+浮动船式（高级练习）

5. 冥想放松（5~10分钟）

浮动蛇式、胎儿式。

课程四：O形腿（普遍典型）

示范编排

1. 松解放松（5分钟）

悬吊上犬式、双脚前推式、卧天鹅式、单腿下犬式。

2. 心肺训练（5分钟）

大摆钟式、引体摆跃、苍鹭序列。

3. 核心平衡（10分钟）

悬吊侧平板式、树式、火箭式、悬吊手倒立。

4. 力量耐力（30~40分钟）

选择力量体式+平衡体式的复合型训练组合。

第一组：吊桥侧摆式+坐立平衡式

第二组：单腿下犬式+大雁式

第三组：空中浮克式+侧向芭蕾式（高级练习）

5. 冥想放松（5~10分钟）

束角式、茧式伸展式。

课程五：X形腿（普遍典型）

示范编排

1. 放松松解（5分钟）

小狗式、半马式、卧天鹅式、悬吊猫式。

2. 心肺训练（5分钟）

引体跳跃、引体坐落、小蝶序列。

3. 核心平衡（10分钟）

肩肌桥式变体（单腿）、悬吊侧斜板、勇者式。

4. 力量耐力（30分钟）

选择力量体式+平衡体式的复合型训练组合。

第一组：飞鹿式+空中树式

第二组：三角伸展式序列

第三组：空中浮克式+蝙蝠式（高级练习）

5. 冥想放松（5~10分钟）

束角式、胎儿式。

串联组合套路推荐

如果你希望课程的编排更加连贯流畅，也可以选择串联组合。将呼吸架构融入运动中，使运动更加流畅连贯。你需要关注更多的过渡细节与引导方式。

饮食计划

是否在空腹状态下进行空中瑜伽训练更有利于减脂？训练后又该吃什么才能实现增肌减脂的目标？在一节60~90分钟的课程中又应该如何进行水分的补给才能更好地保证训练效果？严谨的训练方法搭配合理的饮食计划才能让空中理疗瑜伽真正帮助你塑造更优美的身形与更强健的体魄，享受到它所带来的乐趣。

训练前

很多人会选择在清晨空腹跑步，这种做法可以提高脂肪作为燃料的利用率。如果你是以减脂为目的，空腹跑步可以在糖原告急下的情况帮助你利用更多脂肪。在空腹的状态下身体内的胰岛素水平较低，在进行剧烈运动中，这有助于诱导生长激素的分泌，帮助燃烧脂肪。而当你可以选择训练前进食并食用碳水化合物含量较高的食物，就会阻止脂肪的燃烧，尤其当运动不足60分钟的时候。

但是在完成一节常规的60~90分钟的空中瑜伽课程中，我们不建议完全空腹进行练习。首先，超过60分钟的训练能够抵消训练前摄入的碳水化合物对脂肪燃烧不利的影响。另外，在完成一些支撑、翻转与引体向上的体式中，我们需要碳水化合物使我们的身体有更好地表现以保护身体。最后，如果担心减脂效果，你可以选择一些低GI值的、含碳水化合物的食物来削弱碳水化合物对脂肪燃烧的阻碍作用。

虽然只含有丰富蛋白质的食物不会干扰脂肪的燃烧，但是我们都知道空中瑜伽中有很多倒立、跳跃及翻转的练习，而这些练习都会使我们的胃部受到极大的挑战。只含有丰富蛋白质的食物并不是很容易消化，如果在练习前我们的胃中仍留有大量的不易消化的食物，那么在完成这些倒立、跳跃及翻转练习时，身体便会出现强烈的不适感。我们可能会感到恶心想吐，或者力不从心、使不上劲，甚至我曾经有学生因为午饭时进食了较多不易消化的食物而导致在下午的练习中出现了发热低烧的症状。所以，练习前选择易消化的食物对于空中瑜伽的训练也是十分重要的。

训练后

在空中瑜伽训练后，我们可以进行碳水化合物的补给，同时也需要补充蛋白质，它能够为肌肉增长创造一个有利的激素环境，实现糖原的大量储存。

补充碳水化合物，我们可以优先选择富含碱性的食物，如水果、蔬菜、豆制品等，以利于尽快消除运动带来的疲劳。这是因为正常人的体液呈弱碱性，人在体育锻炼后，感到肌肉、关节酸胀和精神疲乏，其主要原因是体内的糖、脂肪和蛋白质被大量分解。在分解过程中，产生乳酸、磷酸等酸性物质。这些酸性物质刺激人体组织器官，使人感到肌肉、关节酸胀和精神疲乏。而此时若单纯食用富含酸性物质的肉、蛋、鱼等，不利于疲劳的解除。在此之后我们可以补充一些高GI值与高蛋白的食物，实现增肌塑形的目的。

另一点需要注意的就是练习后进食的时间。大家都知道饭后不能马上运动，因为这样会导致消化功能紊乱。但是运动完以后不能马上吃饭这一点却未必清楚。由于空中瑜伽练习强度较大，练习中身体可能会长时间处于倒置的状态，胃部会多多少少产生不适，这会使胃部在练习后的一段时间里变得非常脆弱。所以在空中瑜伽练习结束休息15分钟以后，才可进食。

关于饮水

首先，进行一次空中瑜伽训练（60~90分钟），我们需要在训练开始之前就确保身体内的水平衡，并在练习过程中定时补水，特别是在炎热的夏季和冬季北方有暖气的室内，更需要及时补水。温度较高或较为干燥的情况下，水分流失的速度就更快。

其次，在进行空中瑜伽训练时若失水过多，体内会分泌较多的应激激素，比如皮质醇，并且减少分泌具有增肌作用的睾酮。此外，练习者体内的碳水化合物代谢以及脂肪的代谢都会受到水分不足的影响。

再次，我们可以通过补充运动饮料帮助我们进行水分与电解质的补给，帮助保持更好的状态，确保身体内的水分与盐分的平衡。但是对于一次时长为60~90分钟的空中瑜伽课程来讲，在训练间隙饮用适量的矿泉水也是可以保证身体机能与训练效果的。

另外，在空中瑜伽练习前后15分钟，要求练习者不能大量饮水，因为我们不希望看到我们的胃像一个大水球在吊床上翻滚，在课程结束之后，我们也需要给胃部休息的时间。但又因为在空中瑜伽这样高强度的练习中身体较容易流失大量的水分与电解质，如果不适当适时地补充水分，很有可能会产生脱水现象，危害身体健康。因此，在空中瑜伽练习中每隔20~30分钟补充一次水分是必要的，最好的选择就是温开水，这样才能让身体快速吸收水分。切忌饮用冰水，以免引起胃部不适。建议大家每次饮水时做到小口、少量。而在练习后，可补水150~200毫升，15分钟后方可大量补水。

最后，在空中瑜伽练习结束之后，我们优先考虑含有钠与适量的钙和镁的矿泉水，或者混合果汁与蔬菜汁。这些果汁与蔬菜汁中的碳水化合物，能引发肌糖原的再生，触发胰岛素的分泌，由此生成的胰岛素将促使碳水化合物以及矿物质向肌细胞运输，有利于身体恢复。

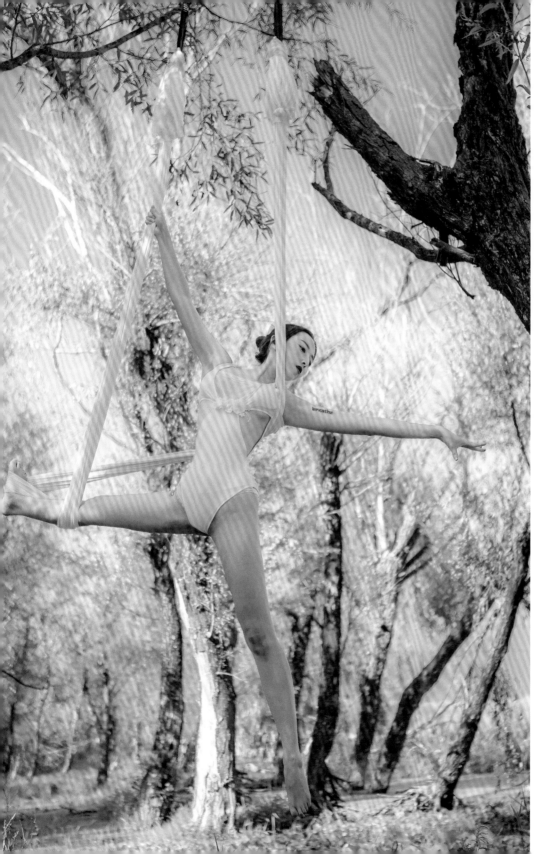

附录

体式查询表

练习前的准备

姿势准备

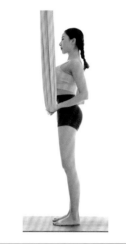

预备站姿
第20页

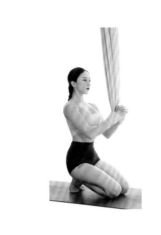

手腕缠绕
第21页

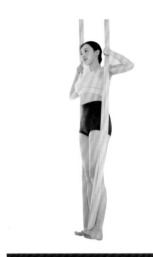

站姿
第22页

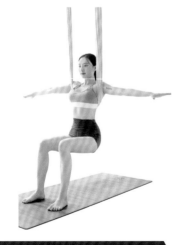

肩部吊带
第23页

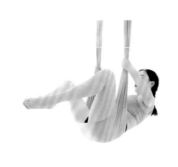

骨盆吊带
第24页

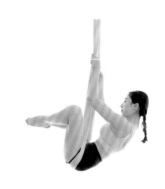

骨盆绕带
第25页

吊床准备

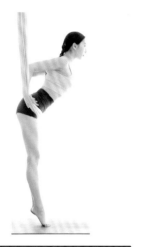

髋部悬挂
第26页

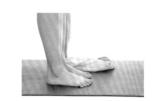

超低空位
第27页

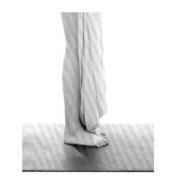

低空位
第27页

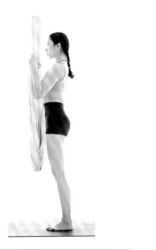

中空位
第27页

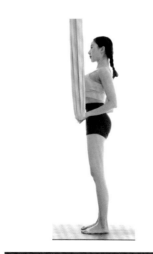

高空位
第27页

热身动作

空中拜日式

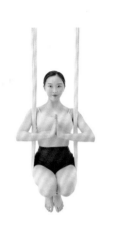

金刚坐式
第29页

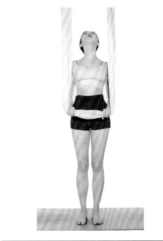

颈部活动式
第31 ~ 32页

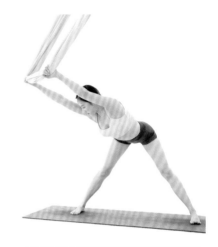

双角前推式
第32页

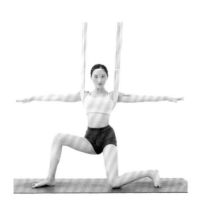

四边形式
第33页

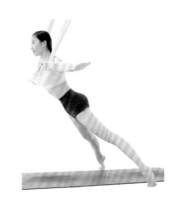

大摆钟式
第34页

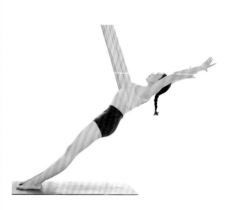

阴阳斜板式
第35页

适合初学者的体式练习

坐立体式　　　　　　　　　　　　　　　**跪姿体式**

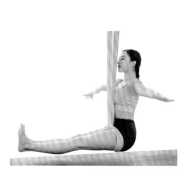

坐立平衡式（低空位）
第38 ~ 41页

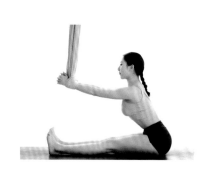

坐立前屈式（中空位）
第42 ~ 43页

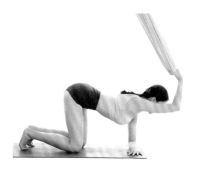

单肩伸展式（中空位）
第44 ~ 45页

卧姿体式

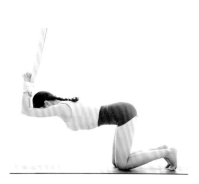

束手式（中空位）
第46 ~ 47页

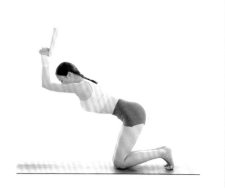

悬吊猫式（中空位）
第48 ~ 49页

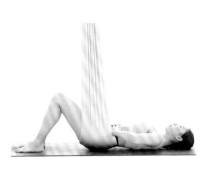

低位吊桥式（低空位）
第50页

支撑体式

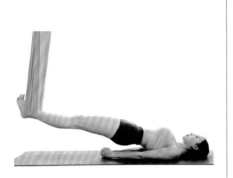

肩肌桥式及变体（中空位）
第51 ~ 53页

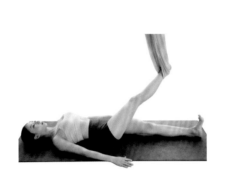

吊桥侧摆式（中空位）
第54 ~ 55页

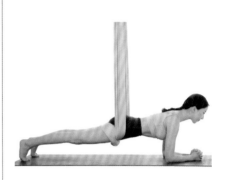

支架式（超低空位）
第56 ~ 57页

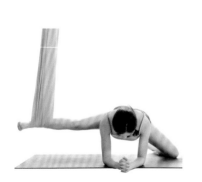

半马式（中空位）
第58页

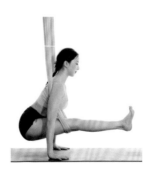

坐立支撑式（中空位）
第59页

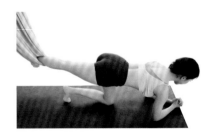

摆动马尾式（中空位）
第60 ~ 61页

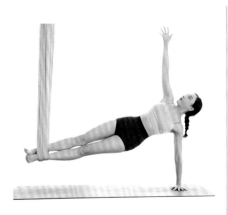

吊桥侧板式（中空位）
第62页

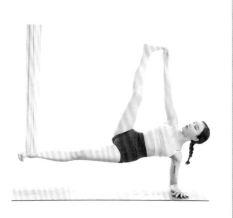

加强侧板式（中空位）
第63页

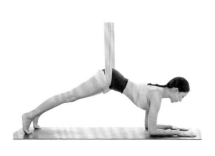

小狗式（低空位）
第64 ～ 65页

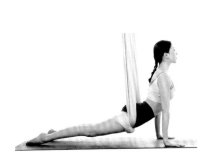

悬吊上犬式（超低空位）
第66 ～ 67页

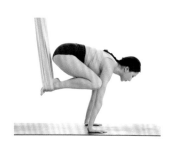

鹤禅式（中空位）
第68页

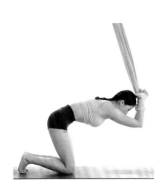

眼镜蛇式（低空位）
第69 ～ 70页

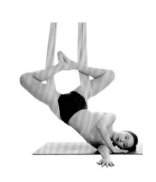

海豚式
第71页

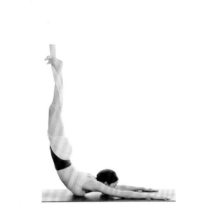

蝗虫式
第72页

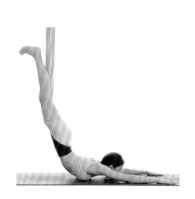

孔雀式
第73页

适合高级练习者的体式练习

站立体式

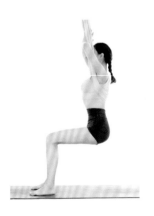

幻椅式
第76页

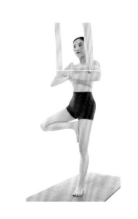

菩提树式
第77页

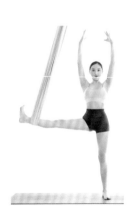

侧向芭蕾式
第78 ~ 79页

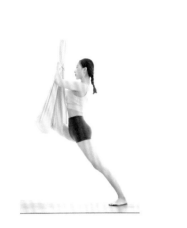

卧天鹅式
第80 ~ 81页

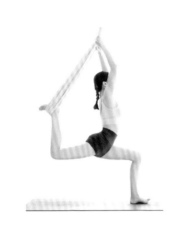

弓步式
第82页

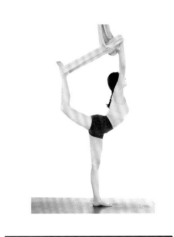

舞蹈式
第83页

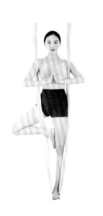

空中树式
第84 ~ 85页

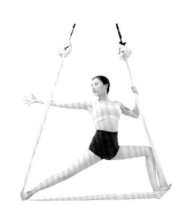

勇者式
第86页

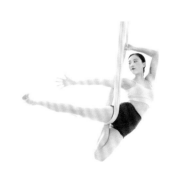

飞鹰式
第87页

坐立体式

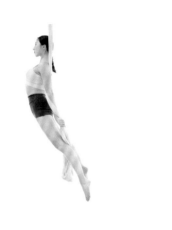

燕尾蝶式
第88 ~ 89页

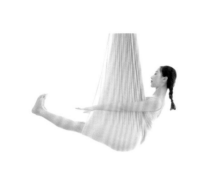

浮动船式
第90 ~ 92页

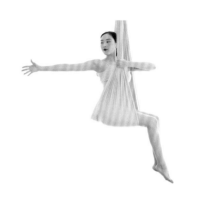

坐姿扭转式
第93页

卧姿体式

跳跃与旋转体式

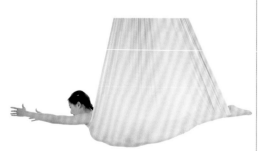

超人式
第94页

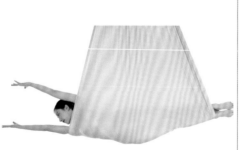

浮动蛇式
第95页

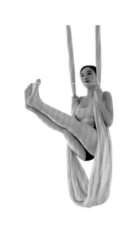

引体坐落
第96页

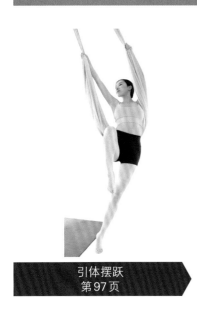

引体摆跃
第97页

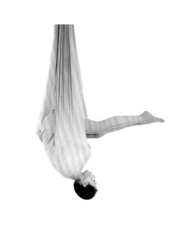
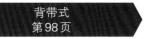

背带式
第98页

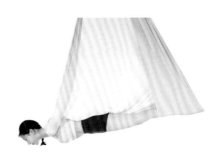

蝙蝠式
第99页

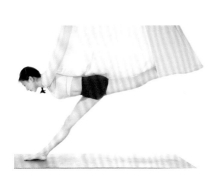

蝙蝠伸展式
第100页

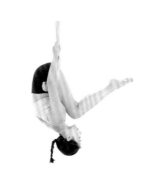

小球式
第101页

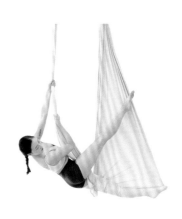

旋涡式
第102 ~ 103页

倒立与后弯体式

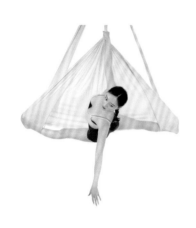

飞蛾式
第104 ~ 105页

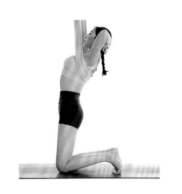

骆驼式
第106 ~ 107页

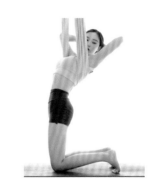

扭转骆驼式
第108页

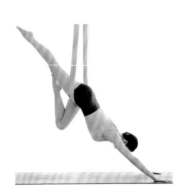

大雁式
第109页

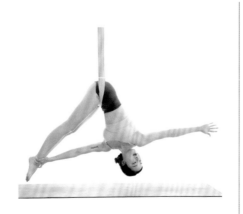

倒立V字放松式—倒立V字扭转式
第110 ~ 111页

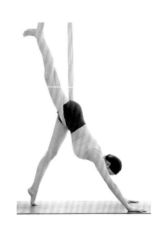

单腿下犬式
第112 ~ 113页

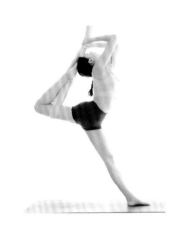

简易舞王式
第114页

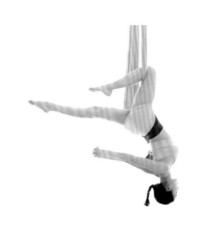

火箭式
第115页

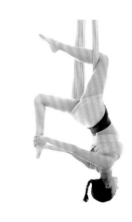

倒挂鸽子式
第116 ~ 117页

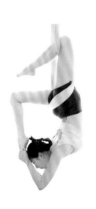

倒挂鸽王式
第118页

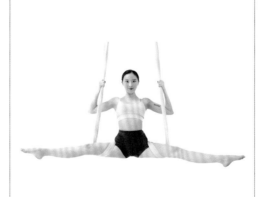

空中浮克式
第119 ~ 120页

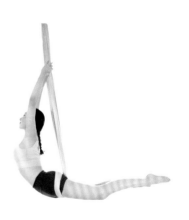

飞翔式
第121页

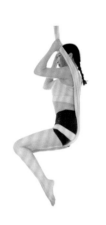
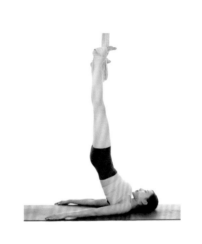
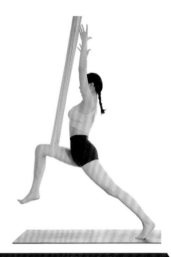
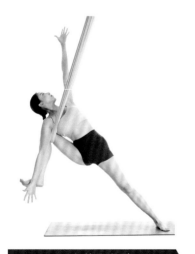
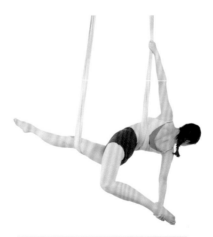
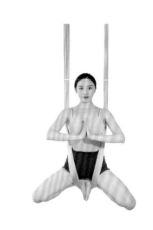

冥想与放松

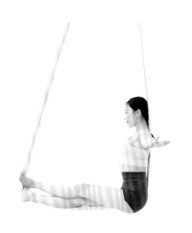

小龙女序列
第 134 ～ 135 页

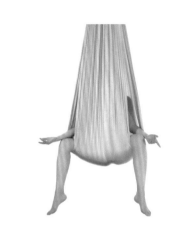

冥想式
第 136 页

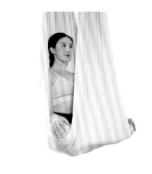

束脚式
第 137 页

茧式
第 138 ～ 139 页

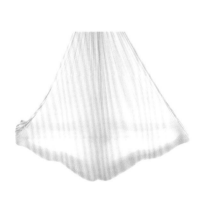

茧式伸展式
第 140 页

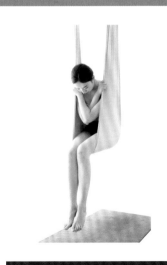

胎儿式
第 141 页